나는
치매랑
친구로
산다

나는 치매랑 친구로 산다

김철수 지음

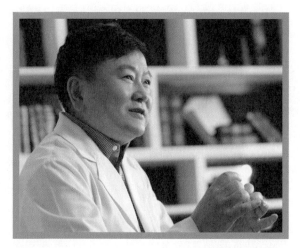

공감

백세시대를 재앙이 아닌 축복으로

1960년대 하루 세 끼를 제대로 먹기 힘들던 시절 동네 어르신의 환갑잔치는 제게 무척 기다려지는 잔치였습니다. 그날만큼은 온 동네 사람들이 배불리 먹을 수 있었기 때문입니다. 1960년 당시 우리나라 사람의 평균 수명이 52세였으니 60세 환갑은 그야말로 축하할 만한 일이었습니다. 하지만 한국인의 평균수명이 80세가 넘은 지금은 70세 고희 잔치도 쑥스러운 세상이 되었습니다. 근래 친구 문상을 가보면 90세 넘게 사신 부모님도 드물지 않습니다. 이런 식으로 평균수명이 늘어나다 보면 머지않아 90세까지 살게 될 것입니다.

이 시대의 인생을 황금비율로 구분하자면 '30+30+30'으로 생각해볼 수 있겠습니다. 과거 20세기 인생은 '30+30+알파'였습니다. 즉 부모 밑에서 30년, 부모 노릇하며 30년 살다가 환갑을 맞게 되면 남아 있는 여생이 별로 길지 않았습니다. 하지만 21세기를 사는 우리네 인생은 환갑을 지내고도 또 다른 30년이 기다리고 있습니다.

그렇다면 덤으로 살게 되는 마지막 30년은 축복일까요, 재앙일까요? 아마도 준비된 자에게는 축복이, 준비 안 된 자에게는 재앙의 30년이 될 것입니다.

장수를 재앙이 아닌 축복으로 만드는 일은 각자가 노후를 어떻게 준비하느냐에 달려 있다고 할 수 있습니다. 기본 생활이 가능한 경제 여건과 더불어 건강이 따라주어야 가능한 일입니다. 삶의 질을 결정하는 마지막 30년을 준비하는 일은 누구에게나 최대의 과제가 아닐 수 없습니다. 장수를 진정한 축복으로 누리려면 자산 통장뿐만 아니라 마음 통장, 뇌 통장도 철저하게 관리하고 미리 준비해야 합니다.

아리스토텔레스는 인간이 궁극적으로 추구하는 것은 오직 행복뿐이라고 했습니다. 돈이나 권력, 명예는 행복을 추구하기 위한 수단에 불과하다는 이야기입니다. 그런데 요즘 많은 사람들은 행복을 희생하면서 돈이나 권력을 잡으려고 하는 경향이 있습니다.

우리 부모 세대에는 자식의 행복이 곧 당신의 행복이었습니다. 그분들의 자식 사랑은 무조건적인 뒷바라지였습니다. 자식 손에 흙 안 묻히게 하는 게 20세기 부모들의 소원이었습니다. 반면에, 21세기의 자식사랑은 하버드대 맨큐Mankiw 교수의 칼럼 제목처럼 "자식에게 짐이 되지 않는 것(Not burdening our children)"이 답이 될 수 있을 것입니다.

더 이상 '자식 보험'을 기대하기 힘든 100세 시대에 맑은 정신을 유지하는 것 또한 중요한 행복의 조건입니다. 치매를 예방해서 노후에 자식에게 짐이 되지 않으려면 일찍부터 준비해야 합니다. 젊을 때부터 미리미리 대비하여 치매도 친구로 대할 정도의 여유를 가져야 합니다.

얼마 전 지인의 소개로 김철수 원장을 만나 그의 권유대로 치매 예방약을 처방받았습니다. 치매 예방 효과를 이야기하기는 아직 이릅니다만, 약을 먹기 시작한 지 한 달 정도 되었을 무렵 이발을 하는데 평상시와 달리 검은 머리가 제법 떨어져 내렸습니다. 염색을 한 것도 아닌데, 약을 먹으면서 검은 머리가 나기 시작한 것입니다. 김철수 원장은 몸 전체의 건강 상태가 개선되어 나타나는 부수 효과라고 설명합니다. 여하간 그때부터 김철수 원장이 제조한 약을 지인들에게 소개하기 시작하였고 그의 연구의 지지자가 되었습니다.

이 책은 양의학에서 도입된 의과학과 한의학적인 지혜를 융합한 김철수 원장의 치매 이야기입니다. 저자는 치매가 환자뿐 아니라 환자의 가족들까지 함께 감당해야 하는 쉽지 않은 병인 만큼 치매에 대한 이해와 치매를 대하는 자세가 다른 질병과 달라야 한다고 주장합니다. 치매에 대한 정보는 물론, 치매 환자를 대하는 태도, 환자의 가족에 대한 따뜻한 시선과 깊은 이해까지 치매에 대한 많은 정보를 이 책에 폭넓게 담았습니다. 자신이 직접 치매에 걸린 장모님을 모시며 다양한 각도에서 치매를 바라보고 연구한 그의 노고가 묻어나는 듯합니다.

부디 이 책이 경제적 노후와 함께 정신 건강도 준비하는 분들에게 많은 도움이 되기를 바랍니다.

— 오종남(서울대 과학기술혁신최고과정 명예주임교수, 김앤장 고문)

치매는 '어느 날 갑자기' 오지 않는다

● 융합의 길을 가다

80년대 초 의사의 길에 들어섰다. 가정의학과가 처음 시작되던 그때, 일반적인 전문의의 길보다 포괄적인 의료를 책임지는 가정의학과 전문의로 가는 게 어떠냐는 아내의 제의를 받았다. 살면서 보니 아내는 나보다 현명했고 아내의 결정은 대체로 옳았다. 나는 아내의 말이라면 거의 수용하는 편이어서 그 제안 역시 받아들였다. 지금 한창 미래 가치로 떠오르는 '융합', 말하자면 융합 의학이라고 할 수 있는 가정의학과를 선택한 것이다.

수련 기간과 군의관 생활을 마치고 병원을 개원하여 80년대 말부터 90년대 중반까지 수많은 환자를 진료했다. 컴퓨터가 대중화되지 않았던 시절이라 낮에는 쉴 틈 없이 밀려드는 환자들을 진료하고, 밤이면 보험 청구에 매달리느라 부족한 시간을 쪼개어 쓰며 슈퍼맨으로 살아야 했다. 아무리 젊음이 무기라고 해도 엄청난 업무를 감당하기에는 역부족이었다.

경험해본 사람은 알겠지만 극도로 몸이 피곤하면 잠을 자고 싶어도 제대로 잘 수가 없다. 나 역시 그 무렵 머리가 항상 무겁고 피곤해서 쉽게 잠을 이루지 못했다. 새벽 5시가 되어서야 겨우 잠이 들곤 했다. 모처럼 친구를 만나 바둑을 둔 적이 있는데, 몇 점을 접어주고 두던 친구에게 오히려 흑을 쥐고도 졌다. 체력뿐만 아니라 모든 면에서 하향 곡선을 그리고 있었다.

그러던 어느 날 차를 몰고 병원으로 출근을 하는데 하늘이 노랗고 어지러워서 운전을 할 수 없을 지경이었다. 놀라서 여러 가지 검사를 해보니 혈당이 많이 올라 있었다. 스트레스 때문이겠지만 겨우 마흔을 넘긴 나이에 당뇨라는 사실은 그저 충격이었다. 뿐만 아니라 머리가 제대로 돌아가지 않는다는 느낌이 들고, 환자와 눈을 맞추면 메스껍고 어지러워지는 이상 증세가 생겼다. 의사가 환자와 눈을 맞추지 못한다니 말이 되는가.

결국 그 일은 그때까지의 삶을 뒤돌아보게 하는 계기가 되었다. 그 상태로 계속 버틴다 한들 이 생활을 얼마나 할 수 있을지 자신이 없어 당분간 쉬기로 마음먹었다. 진료를 하지 않으니 몸 상태는 한결 나아졌지만 그래도 선뜻 일을 다시 시작할 엄두는 나지 않았다.

아내가 이 기회에 공부를 해보는 게 어떻겠냐고 제의를 했다. 의학을 공부한 사람이니 한의학을 공부하면 어쨌든 도움이 되지 않겠냐고. 이번에도 아내의 제안을 받아들여 90년대 중반 한의과대학에 편입학했다. 서양의학과는 또 다른 한의학의 매력에 흠뻑 빠져들어 무사히 공부를 마치고 다시 양한방 통합진료를 하는 병원을 열었다. 41세에 젊은이들과 공부하는 것이 힘들었지만, 환자들 덕분에 힘을 낼 수 있었다. 특히 내 수업 시간을 이해하고 오후 5시부터 7시까지였던 짧은 진료 시간에도 오전 내내 아픔을 참아가며 나를 기다려준 환자들을 생각하면 지금도 감사한 마음이다.

내가 전공한 가정의학과는 서양의학의 융합이고, 여기에 한의학을 접목하여 양의학과 한의학을 융합하니 진료에 큰 도움이 되었다. 서양의학은 과학을 바탕으로 의학 지식을 풍부하게 해주었고, 한의학은 자연의 이치에 대한 이해를 바탕으로 인간의 질병을 유추하는 지혜를 주었다. 지혜 없는 지식은 창의성이나 융통성이 부족하고, 지식이 없는 지혜는 허황하거나 사고의 폭이 넓지 못하다.

나는 지금 지식과 지혜의 양 날개를 달고 남들이 아직 날아보지 못한 미지의 세계로 날아가고 있다. 어느 한쪽으로 치우치거나 날개가 접히지 않을까 조심스레 균형을 유지하면서.

● 백세시대를 준비하다

가정의학과는 현재의 질병이나 불편한 증상도 상담하고 진료하지만, 예방과 조기 발견에 더 중점을 두며 전 연령에 걸쳐 환자와 그 가족의 건강을 지속적이고 포괄적으로 관리한다. 지난 27년 동안 백만 명이 넘는 환자들과 소통하다 보니 그들의 아픔은 물론 두려움과 불안까지도 함께 고민하게 되었다.

과학과 의술의 발달로 백세시대가 현실이 되고 있는 요즈음, 현대인의 가장 큰 두려움은 단연코 치매이다. 앞으로 10년 이내에 의료용 나노로봇이 상용화될 것이라고 전문가들은 예측하고 있다. 이제 우리는 점점 더 오래 살게 될 것이고, 삶의 질 또한 극명하게 달라질 것이다. 이처럼 수명이 늘어난 것이 재앙이 아니라 축복이 되려면 당연히 건강이 전제되어야 한다. 경제적인 부분보다 더 우선되는 것이 남의 도움 없이 혼자 힘으로 일상생활을 할 수 있느냐 없느냐이다.

최소한 스스로 움직일 수 있을 만큼 팔다리의 힘이 남아 있어야 하고, 무엇보다 머리 상태가 온전해야 한다. 오래 사는 것이 중요한 것이 아니라 오래 잘 사는 것이 중요하기 때문이다. 잘 산다는 것이 경제적으로 부유하게 산다는 의미가 아님을 알 것이다. 똑같이 100년을 산다고 해도 앞서 말한 전제 조건의 충족 여부에 따라서 20~30년 정도는 삶의 질이 확연히 달라질 수 있다.

일반적으로 머리가 일정 수준 이하로 나빠져서 기억 장애와 더불어 직장생활이나 사회생활에 확연하게 문제가 생기는 시점부터 치매로 본다. 흔히 치매에 걸렸다고 얘기하지만 엄밀히 말하자면 치매는 걸리는 것이 아니라 치매로 변해가는 것이다. '어느 날 갑자기'가 아니라는 뜻이다.

치매는 누구에게나 찾아온다. 치매 기간을 짧게 겪고 생을 마감하느냐, 치매 기간을 길게 겪으며 살아가느냐의 차이일 뿐이다. 누구나 치매를 앓다가 삶을 마감하게 된다. 아주 잠시 동안이라 해도 사람을 알아보지 못하고 표현하지 못한 채 삶을 마감하는 것도 짧지만 치매의 순간을 경험하고 가는 것이다.

치매에 빨리 도달하지 않는 것이 중요하지만 뇌가 나빠지지 않게 관리하는 것이 더 중요하다. 머리가 나빠지면 삶의 질도 나빠질 수밖에 없다. 뇌를 오랫동안 건강하게 유지하는 것이 삶의 질을 유지하고 치매에 늦게 도달하는 방법인 셈이다.

치매에는 오랜 세월에 걸친 풍화작용으로 침식이 일어나듯 조금씩 무너져 내려가는 퇴행성 치매가 있고, 폭우에 산사태가 일어나듯 갑자기 나빠지는 뇌졸중에 의한 혈관 치매도 있다. 하지만 뇌졸중도 오랜 세월 동안 혈관이 나빠지면서 일어나는 것이므로 이 역시 '어느 날 갑자기'가 아닐 수 있다.

사람의 뇌세포는 태어나서 20세까지 성장한다. 40세까지는 뇌세포의 성숙과 소멸이 균형을 이루어 외형적으로 큰 변화가 없어 보인다. 이해력이나 융통성 등 종합적인 기능은 좋아지지만 암기나 예술적 촉과 총기는 예전만 못함을 느끼는 시기이다. 40세가 넘어서면 뇌의 성숙 효과는 미미해지고, 뇌세포의 기능 저하와 수적인 감소로 인해 특히 기억력이 조금씩 나빠짐을 느끼게 된다. 혈기 왕성하던 모습도 사라지고 모험이나 도전적 사고도 줄어든다.

65세를 지나면 치매 발생이 점점 증가하고, 알츠하이머 치매의 경우 5년마다 발병률이 두 배씩 증가한다. 90세가 넘으면 대략 3분의 1은 치매, 3분의 1은 준치매, 나머지 3분의 1은 면치매 상태라고 볼 수 있다. 놀라운 사실은 이 모든 치매는 우리가 생각하는 것보다 훨씬 오래전부터 이미 시작되고 있다는 것이다. 믿기 힘들겠지만 어쩌면 이미 당신의 뇌는 치매의 길로 접어들고 있을지도 모른다.

뇌를 구성하는 뇌세포는 거의 대부분 재생이 되지 않기 때문에 예방적인 삶을 살아야 한다. 치매는 유전 질환이고 자신과는 상관없다고 생각하는 경우가 많은데, 이는 매우 위험한 착각이다. 일찍 걸려서 오랜 기간 동안 치매로 살 수도 있고, 잠깐 동안 치매 상태로 지내다가 생을 마감할 수도 있지만 우리는 누구나 치매로부터 자유롭지 못하다.

대개 세상을 떠나기 전 정신없는 기간이 짧으면 노환이라고 하고, 이 기간이 길어지면 치매로 받아들인다. 하지만 짧은 기간도 엄밀하게 말하면 치매 상태이다. 수명 연장과 의학의 발달은 병든 노후를 길게 만든다. 당연히 치매가 증가하고 치매를 앓는 기간이 늘어날 수밖에 없다.

대부분의 사람들은 치매는 먼 훗날의 일이고 당장 지금의 문제는 아니라고 생각하다가 4,50대에 부모님이 치매 증상을 보이기 시작하면 비로소 진지하게 본인의 문제로 받아들인다. 결국 세월 지나면 주인공이 자신으로 바뀔 가능성이 높아진다. 그러니 치매는 남의 이야기, 먼 훗날의 이야기가 아니라 바로 지금 나의 문제이다. 젊은 나이에는 나쁜 습관으로 어지간히 몸을 혹사시켜도 뇌가 골병드는 것이 눈에 띄게 드러나지 않지만, 나이가 들면 뇌를 골탕 먹인 나쁜 생활습관의 빚이 그대로 치매로 연결된다. 그러니 나중에 후회하지 않으려면 젊은 시절부터 치매에 대비해야 하지 않겠는가.

● 치매와 더불어 살아가다

나는 치매 친구와 산다. 치매 연구를 시작하고 본격적으로 치매 환자들을 진료하면서 언젠가부터 치매는 단짝 친구처럼 늘 내 곁에 붙어 다니는 존재가 되었다. 나 자신의 뇌도 늙어 치매 쪽으로 가고 있고 또 한편으로 장모님에게 찾아온 치매와 친구처럼 한집에 살고 있기도 하다. 3년 전 장모님의 치매 증상이 악화되면서 장모님을 우리 집에 모셨다.

한 곳에서 27년 동안 진료를 하다 보니 어린아이였던 환자가 성인이 되어 군대에 갔다가 치매 증상을 보여 찾아오기도 하고, 활기찬 주부였던 환자분이 60대에 충격으로 인해 치매에 걸려 찾아오기도 했다. 어떻게 하면 환자들을 낫게 할 수 있을까 하여 이전부터 치매 연구를 하고 있었지만 정작 나를 유난히 아끼던 장모님께서 치매를 앓게 되자 이런저런 임상을 하면서, 장모님 덕분에 치매 연구에 더욱 박차를 가하게 된 셈이다.

치매 환자들을 진료하는 과정에서 치매 치료 연구에 의미 있는 결과를 얻고, 치매와 관련된 책을 쓰고 인터뷰를 하고 방송을 하다 보니 늘 머릿속에서 치매에 대한 생각이 떠나지 않는다. 더 공부하고 연구해서 더 많은 이들에게 혜택을 주고 싶은 마음 때문이다.

장모님께 찾아온 치매 친구와도 늘 소통하려고 애를 쓴다. 치매 친구는 때때로 변화무쌍한 모습을 보이며 우리를 시험에 들게 하지만 그럼에도 우리 가족은 장모님의 치매 친구와 비교적 잘 지내는 편이다. 감사하게도 장모님이 내가 지어드리는 약을 꼬박꼬박 잘 드셔주시기도 한다.

많은 사람들이 치매에 대한 두려움과 공포를 가지는 이유는 대개 중증 환자의 사례를 접하고 환자와 그 가족들이 겪는 끔찍한 고통 때문일 것이다. 실제로 가정에 치매 환자가 발생하면 가족들이 환자에게서 잠시도 눈을 떼기가 어렵고, 주 부양자가 개인적인 시간을 가지기도 힘들어진다. 간병이라는 일이 비생산적 노동이기에 정신적 피로도 매우 클 수밖에 없다. 게다가 환자와 대화도 제대로 안 되고, 반복되는 수준 이하의 행동에 화가 나기도 한다. 무엇보다도 밤에 잠을 자지 않고 사고를 치는 경우가 많아서 맘 편히 제대로 잘 수 없는 경우도 많다. 그로 인해 만성적인 피로가 쌓일 수밖에 없고, 환자의 증상이 심해지면 대소변까지 받아내야 해서 불쾌감과 짜증 지수도 높아진다. 경제적인 부담 역시 만만치 않다.

치매는 치매 환자가 보이는 이상한 행동과 정신 상태에 대한 진정한 이해와 사랑이 없으면 감당하기 어려운 병이다. 누구나 늙고 머리는 나빠진다. 머리가 나빠져서 치매가 되는 것을 늦추려면 치매에 대한 진정한 이해가 필요하다. 머리가 더 이상 나빠지지 않도록 친구를 대하듯 배려하고 존중해주어야 한다. 치매 환자 역시 진정한 사랑으로 대해야 한다.

장모님의 경우도 적절한 약물 치료와 더불어 가족들의 사랑과 관심이 증상 완화에 큰 도움이 되었다. 공격적이고 해코지하고 주변 사람들을 불편하게 만드는 미운 치매가 아니라, 아기처럼 착하고 순한 예쁜 치매가 된 것이다. 물론 처음부터 그런 것은 아니었다. 우리 가족 역시 순탄치 않은 과정을 겪어야 했다. 당황스러웠고 두려웠고 슬펐고 절망했다.

하지만 계속 슬퍼하고 있을 수만은 없었다. 절망하는 아내를 위로하고 다독이며 아내가 치매에 대해 이해하고 장모님의 상태를 받아들일 수 있도록 도와주었다. 온 가족이 문제가 있을 때마다 가족회의를 통해 마음을 열고 의논하면서 치매에 대한 정보를 공유하고 깊이 이해하고 진심으로 환자의 입장에서 생각하려고 애쓰다 보니 장모님도 가족도 편안한 상태가 되었다.

더 이상 우리 가족은 장모님의 치매를 물리쳐야 하는 적으로 여기지 않는다. 그저 장모님에게 찾아온 다소 조심스러운 손님이라고 생각한다. 어느새 그 손님은 친구가 되어 우리와 함께 지낸다. 그 손님 덕분에 많이 웃기도 하고 마음이 넉넉해지기까지 했다. 협동도 잘 되고 서로를 돕는 적극적인 가족 문화가 만들어지기도 했다.

가족들에게는 각자의 할 일과 일상이 있고, 치매 환자 역시 하루하루 일상을 살아내야 한다. 치매 친구가 찾아오기 전과 다름없이 지낼 수는 없겠지만 어차피 긴 시간 함께 해야 한다면 좀 더 지혜로운 방법을 찾아내야 하지 않겠는가.

백세시대에 치매는 누구도 피할 수 없다. 그렇다고 공포의 대상도 아니다. 치매에 걸렸다고 해서 인생이 끝나는 것도 아니다. 치매에 대해 알고 대비하면 생활습관으로 충분히 예방할 수 있고, 조기에 발견하면 적절한 치료를 통해 진행 속도를 늦추고 증상이 호전되어 치매와 더불어 얼마든지 함께 살아갈 수 있다. 치매를 무조건 두려워하고 회피할 게 아니라, 평생 함께 가야 할 친구로 여겨 이해하고 존중한다면 한결 여유 있는 삶을 누릴 수 있지 않을까.

| 차례 |

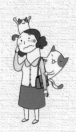

Chapter 1 장수가 만들어준 친구, 치매

Chapter 2 치매가 시작된 사람들

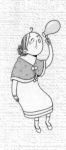

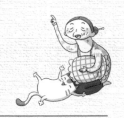

Chapter 3 뇌짱이 되는 생활습관

Chapter 4 처음부터 미운 치매는 없다

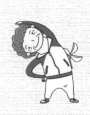

Chapter 1

장수가 만들어준 친구, 치매

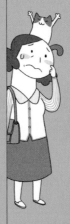

나 는 치 매 랑 친 구 로   산 다

백세시대에 치매는 누구에게나 찾아오게 되어 있는 예약된 손님이다.

백 세시대에
치매는 예약된 병이다

팔다리의 힘이 빠져서 걷지 못하고 침대에 누워서만 지내는 노인에게 어느 날 동창생 친구 두 명이 문병을 왔다. 한 명은 지팡이를 짚으며 겨우 걸어서 왔고, 다른 한 명은 젊은이처럼 활기차게 걸어서 왔다. 세 노인은 백세시대를 살아가는 우리 미래의 자화상이다. 지금 어떻게 살아가느냐에 따라서 누워 있는 노인이 될 수도 있고, 지팡이를 짚은 노인이 될 수도 있고, 활기차게 걸어온 노인이 될 수도 있는 것이다.

각기 다른 이들의 모습만큼이나 우리의 뇌 역시 다양하게 늙어간다. 비유하자면 뇌가 누워 지내야 될 정도로 뇌의 근력이 약해진 것을 치매, 지팡이를 짚어야 할 정도는 치매의 전단계인 경도인지장애, 활기차게 걸을 수 있는 근력이 남아 있으면 건강한 뇌라고 할 수 있다. 뇌가 건강해야 삶이 풍요로워지는 것은 당연하다.

앞으로 5년 후 따님의 칠순 잔치에서 노래를 하는 것이 꿈이라는 92세 할머니가 있다. 이미 작년에 있었던 아들과 사위의 칠순 잔치 때 멋들어지게 노래를 불러 사람들을 즐겁게 해주었다. 노래하는 것이 마냥 좋고 노래로 사람들을 즐겁게 해주는 것이 가장 행복하다는 김 할머니는 아직도 외워서 부를 수 있는 노래가 10여 곡이 넘는다며 활짝 웃으신다.

몇 년 전, 91세에 첫 결혼을 하고 95세까지 매일 아침 자원봉사로 교통정리를 해오던 할아버지의 사연이 방송에 소개된 적이 있다. 수십 년 동안 아침 7시에 나와 교통정리 봉사를 한 덕분에 '신호등 할아버지', '영등포 교통 장관'이라는 별칭도 얻었다. 다리가 아파서 교통정리는 그만두셨지만 언제든 몸이 회복되면 다시 나가고 싶다는 바람을 밝히셨다.

이처럼 고령임에도 소박한 행복을 누리며 노년을 보내는 어르신들의 사례를 곳곳에서 어렵지 않게 찾을 수 있다. 물론 정반대의 사례는 우리 주변에서 더 쉽게 찾을 수 있다. 건강하고 활기찬 노년을 보내는 분들에 비해 침상에 누워서 지내는 분들이 아직은 더 많기 때문이다.

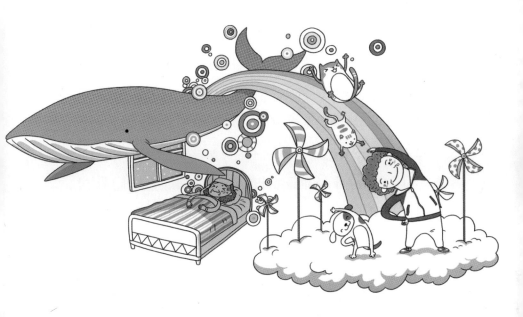

　우리나라는 이미 지난 2000년에 인구의 7퍼센트가 65세 이상인 고령화사회에 접어들었다. 머지않아 고령사회를 넘어 초고령사회에 이를 것으로 전문가들은 예상하고 있다. 인구의 14퍼센트가 65세 이상인 고령사회는 2018년쯤, 20퍼센트가 되는 초고령사회는 2026년경으로 추정한다. 통계청의 보고에 따르면 우리나라 100세 이상의 인구수는 1만 5000여 명에 이르고, 서울시에 거주하는 100세 이상의 인구수는 5000여 명에 달한다.

　이제 우리는 원하든 원하지 않든 백세시대를 살면서 여러 가지 감당하기 힘든 문제들을 떠안게 되었다. 경제적인 문제와 더불어 건강 문제의 심각성은 우리가 막연히 상상하는 것보다 훨씬 심각할 수 있다. 그중에서도 스스로 두 다리로 걷고 온전한 정신으로 남의 보살핌 없이 살기란 쉬운 일이 아니다. 신체 건강과 정신 건강을 다 지키려면 젊은 시절부터 돈 버는 것만큼이나 건강을 위해서도 노후 대비를 해야 한다. 스스로 몸을 함부로 하지 않고 시간을 투자하여 꾸준히 노력해야 한다.

사람은 누구나 나이 들어가면서 뇌 기능이 떨어지게 마련이다. 하지만 그러려니 생각하고 넘길 일이 아니다. 시대와 환경이 예전과는 확연히 달라졌기 때문이다. 과학기술의 발달은 의료 분야에도 긍정적인 영향을 끼치고 있다. 줄기세포 연구나 나노로봇 연구는 생명 연장의 꿈을 실현시켜 노화를 늦추고 평균 수명을 끌어올리고 있다. 바야흐로 백세시대에 접어든 것이다.

문제는 얼마나 살 것인가가 아니라 어떻게 살아갈 것인가에 있다. 건강하게 백수를 누릴 수도 있고, 병상에 누워 가족들의 짐이 되거나 그나마도 돌보는 사람조차 없이 외로이 노년을 보낼 수도 있기 때문이다. 백세시대를 축복으로 누리려면 팔다리와 신체 건강은 물론 정신이 멀쩡해야 한다. 정신 놓고 살다 보면 노후의 오랜 시간을 정신 나간 치매 환자로 지내야 할지도 모른다.

백세시대에 치매는 누구에게나 찾아오게 되어 있는 예약된 손님이다. 전에는 수명이 짧아서 치매 환자가 그리 많지 않았고, 치매가 중증으로 발전하기 전에 세상을 떠나는 경우가 많았다. 하지만 과학과 의학의 발달로 건강관리에 관심이 많아지고, 영양이 풍부해지면서 머지않아 평균수명이 120세까지 늘어난다고 한다. 그러니 조금 과장하자면 이제 누구나 치매 환자가 될 것을 예상해야 하는 것이다.

사람은 누구나 나이가 들어 세상을 떠나기 전에 기간과 정도의 차이는 있지만 일정 기간을 치매 상태로 지낸다. 그 기간이 짧으면 노환으로 여기지만 엄밀하게 말하자면 그 역시 정신이 나간 인지장애 기간에 속한다. 이런 기간이 길어져 다른 사람이나 가족의 돌봄 없이 혼자 일상생활이 불가능한 상태가 되면 이를 치매라고 인식하게 된다. 평균수명이 늘어난 백세시대에는 병든 노후가 길어지므로 원치 않더라도 치매 기간이 늘어날 수밖에 없다. 그러니 지금부터 정신을 온전히 유지하여 행복한 백세시대를 살아가는 데 꼭 필요한 치매 이야기로 들어가보자.

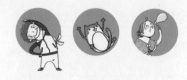

치매의 바다에는
되도록 천천히!

•
•
•

　지인의 할머니가 아흔을 훌쩍 넘긴 연세에도 정정하게 지내셨는데, 화장실에서 넘어진 뒤로 누워서 지내셨다. 그 후 급격히 기력이 약해지시더니 3개월 후에 결국 세상을 떠나셨다. 불과 몇 달 전까지도 일상생활에 불편함이 없을 정도로 몸도 정신도 건강하셨는데, 돌아가시기 전 한 달 정도는 가족들 얼굴도 알아보지 못할 만큼 상태가 나빠지셨다고 한다. 자식들 잘 키우고 오랫동안 건강하게 복을 누리고 살다가 노환으로 짧게 앓다가 돌아가셨다며 다들 호상이라고 했다.

　두뇌가 빨리 늙거나 오래 늙어 일정한 수준 이하로 뇌 기능이 떨어진 것을 치매라고 한다. 오래 늙으면, 즉 나이를 많이 먹으면 뇌는 점점 치매의 깊은 바다에 도달하거나 아니면 잘 버텨도 그 언저리에 도달할 가능성이 높다.

대부분의 사람들은 생을 마감하기 전 상당 기간 여러 가지 인지 기능이 많이 떨어진다. 앞서 말했듯이 이 기간 역시 치매로 봐야 하지만 사람들은 단지 연로해서 기력이 많이 떨어진 거라고 생각한다. 하지만 인지 기능이 점점 나빠지고 오래 지속되어 일상적인 삶에 지장을 주고 다른 가족들에게 짐이 되면서 점차 치매로 인식한다.

백세시대가 되면서 치매의 바다에 머무는 시간도 점점 길어졌다. 눈에 띄는 치매 환자도 늘어났다. 아흔이 넘은 노인 세 사람 중 한 사람은 겉으로도 치매라는 것이 확연히 드러난다.

치매의 바다는 세월과 함께 점점 깊어간다. 처음에는 바다에 이미 빠졌는지, 바다 가까운 곳에서 놀고 있는지 본인과 주변 사람들이 잘 모르는 기간도 있다. 하지만 생각보다 훨씬 빠른 속도로 깊은 바다로 빨려 들어간다. 치매가 시작되면 보통 평균 2년 전후로 중기 치매가 되고 이후 1~6년 사이에 말기 환자가 된다.

치매의 바다와 먼 곳일수록 인지 기능의 꽃이 만발해 있다. 여러 가지 인지 기능이 왕성한 곳이다. 이로 인해 삶의 존재감도 충만하다. 반대로 치매의 바다에 가까워지면 팔다리가 약해

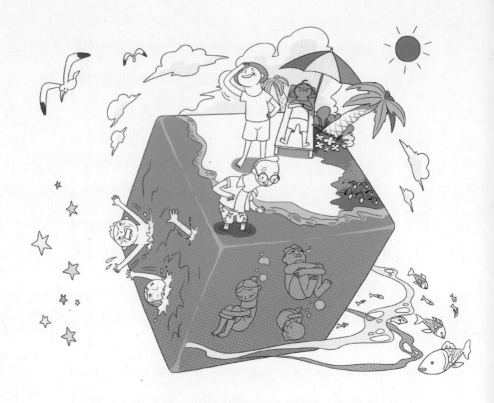

지듯 머리도 약해진다. 일상생활에는 큰 어려움이 없더라도 지적 꽃은 점차 시들어간다. 낙화는 아니더라도 삶의 향기가 줄어든다. 향기는 줄었지만 그래도 아직까지 남에게 누를 끼치지는 않는다. 치매는 아니지만 지적 향기가 없는 건조한 인생이 지속된다. 이런 무미건조한 인생이 치매보다 크게 나을 건 없어 보여도 남의 도움 없이 혼자 힘으로 살 수 있다는 점에서 큰 차이를 보인다.

　당연한 말이지만 무엇보다도 치매의 바다 쪽으로 천천히 내려오는 것이 가장 좋다. 꽃이 만발한 곳에 오래 머물수록 좋은 인생이다. 하지만 이미 치매의 바닷가에 다다랐더라도 깊은 바다에는 천천히 빠져 들게 노력해야 한다. 치매가 진행되는 속도를 늦추는 것은 매우 힘든 일이지만 치매를 치료하는 하나의 목적이기도 하다.

치매는 예방이 치료이며, 치료가 곧 예방이다. 여기서 말하는 예방은 치매에 안 걸리게 하는 것이 아니라 진행을 늦추는 것을 말한다. 흔히 "세월을 비켜가셨네요!"라는 덕담을 건네는데, 얼굴만 세월을 비켜가는 것이 아니라 머리도 세월을 비켜가야 한다.

머리가 세월을 비켜가려면 뇌세포 노화의 주된 물질인 베타아밀로이드와 타우단백 찌꺼기가 쌓이지 않는 것이 좋다.

베타아밀로이드는 세포막에 정상적으로 존재하는 아밀로이드 전구단백이 비정상적으로 분해되어 생긴다. 독성 단백질이며 세포막과 세포 내 구조물에 산화적 스트레스를 준다.

각종 스트레스에 대항하기 위해 미세소관을 통한 물자 운반이 늘어난다. 이때 사용되는 에너지원 ATP의 인이 타우단백과 과하게 결합되면서 타우단백이 미세소관에서 분리된다. 이로 인해 미세소관이 와해되고 서로 엉기면서 세포 내 찌꺼기를 만든다.

치매가 되기 오래 전부터 이런 과정을 통해 뇌세포가 약해지고 부서진다. 약해지고 부서진 뇌세포가 많아지면 치매가 된다.

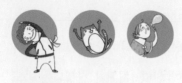

치매도
예방주사가 필요하다

.
.
.

치매는 아무 예고 없이 어느 날 갑자기 찾아오는 병이 아니다. 앞서 말했듯이 치매는 걸리는 것이 아니고 치매로 변해가는 것이다. 65세에 치매가 된 사람의 경우 무려 발병하기 20년 전부터, 즉 40대 중반부터 뇌 속에는 치매로 가는 변화의 시작인 베타아밀로이드라는 찌꺼기가 보이기 시작한다.

이런 변화가 대체로 5년쯤 누적되면 타우단백이 병들기 시작한다. 약 5년이 더 지나면 세포 내 타우단백 찌꺼기가 증가되고 세포 골격이 무너지면서 세포가 부서지기 시작한다. 다시 5년쯤 지나면 사라진 뇌세포가 많아지면서 뇌 기능 저하의 증상들이 나타나는 경도인지장애가 된다. 약 5년에 걸쳐 이런 과정이 계속 진행되면서 치매로 병들어간다.

노화 과정 중 경도인지장애가 생기기 전까지는 뇌의 여력으로 다른 휴면세포가 기능을 대신하면서 뚜렷한 자각 증상이 없을 수도 있다. 하지만 건망증이 증가하거나 머리가 항상 무겁고 잘 돌지 않는 느낌이 들거나 아프거나 잠을 설치거나 감정이 무디어지고 무덤덤해지거나 참을성이 줄거나 성격이 바뀌거나 숫자에 약해지거나 길눈이 나빠지는 등등의 증상이 나타날 경우는 검사에서 정상으로 나와도 경고음으로 받아들이는 것이 좋다. 표면적으로 드러나는 증상 중 일부는 세포 소실이 부분적으로 많이 생기면서 나타나는 증상으로, 곧 다른 세포가 기능을 대신하기 때문에 일시적이거나 가벼운 증상으로 보일 수도 있다. 물론 이러한 증상들을 뇌세포의 손상에 의해서 발생하는 증상으로만 단정 짓기는 어렵다. 하지만 건강하고 똘똘한 노인으로 늙어가려면 문제를 다르게 보아야 한다.

뇌는 수많은 세포로 구성되어 있고, 매일 사라지는 세포의 기능을 다른 세포가 대신하므로 단순하게 설명하기는 어렵다. 뇌는 30퍼센트가 온전하게 기능을 발휘하면 뇌 기능 저하가 나타나지 않을 수도 있다. 반대로 뚜렷한 증상이 나타나기 시작하면 뇌는 이미 많이 나빠진 것이고, 남아 있는 뇌세포도 연식이 오래되어 수명이 짧고 기능도 빨리 약해진다.

이런 자각 증상을 대수롭지 않게 넘기지 않고 경고 증상으로 받아들여 치매 예방에 집중한다면 진행을 얼마든지 막을 수 있다. 치매는 무엇보다 중요한 것이 예방이다. 비록 예방주사 개발은 거의 공식적으로 손든 상태지만, 일회성 예방주사가 아닌 예방적인 생활과 여러 가지 노력을 습관화하여 치매 예방주사를 대신할 수 있다.

한창 나이인 40~50대부터 무슨 치매 걱정을 하느냐고 생각할 수 있지만 결코 그렇지 않다. 뇌는 매일매일 조금씩 나빠진다. 평균수명 100세인 초고령화시대에 누구도 치매를 피할 수 없는 이유이다. 치매 예방에는 젊었을 때부터 뇌를 가꾸는 것이 중요하다. 하지만 습관을 바꾸는 것은 그리 쉬운 일이 아니다. 치매의 경고 증상이 나타나기 시작하면 뇌가 보내는 신호를 놓치지 않아야 한다.

그동안 뇌가 빠르게 나빠지는 것을 방치한 것은 되돌릴 수 없지만 이때부터라도 경고를 심각하게 받아들이고 생활습관을 바꾸어야 한다. 습관의 변화나 그 어떤 방법으로도 치매를 완벽하게 피해갈 수는 없겠지만 치매가 진행되지 않도록 예방치료와 생활습관 개선으로 뇌를 건강하게 유지하면 행복한 노후를 보낼 수 있다.

이미 설명한 뇌의 변화를 역으로 이야기하면 치매 발생 5년 전부터 기억 장애가 심해지고, 기억 장애 5년 전부터 뇌세포가 많이 부서지기 시작하고, 뇌세포가 부서지기 5년 전부터 타우단백의 과인산화로 뇌세포 내에도 찌꺼기가 쌓이기 시작하며, 그렇게 되기 약 5년 전부터 아밀로이드 같은 물질이 뇌에 쌓이기 시작한다. 이는 치매 발생 20년 전부터 이미 치매의 병이 시작되고 있다는 형태적인 증거다.

엄밀히 말하면 뇌의 노화는 태어나면서부터 이미 시작되는 것이다. 젊은 시절 과음, 흡연, 머리의 물리적 충격, 과도한 게임, 생활리듬의 파괴, 과도한 스트레스, 과식 등으로 뇌를 골탕 먹이면 눈에 보이지 않더라도 뇌가 일찍 병들기 시작하므로 젊은 시절부터 올바른 습관으로 뇌의 재산을 탕진하지 않는 것이 좋다.

건강하고 정상적인 40~50대 가운데 약 80퍼센트가 머릿속에서는 이미 치매를 향해 가고 있다고 보아야 한다. 그러니 늦어도 40대부터는 예방치료 프로그램을 적극적으로 실천하는 것이 좋다. 건강을 지키려고 예방주사를 맞는 것처럼 누구나 반드시 해야만 하는 일이다.

치매는 자신이 지나온 과거의 시간뿐 아니라 자신의 남은 인생도 송두리째 앗아간다. 더구나 가족의 생활과 인생까지도 모조리 뒤흔드는 아주 지독하고 잔인한 질병이다. 그러니 나이와 상관없이 치매가 시작된다 싶으면 바로 예방치료에 들어가야 하고, 그렇지 않더라도 생활습관을 개선해야 한다. 예방과 치료를 당장 시작해야 하는 것이다.

치매 예방은 언제부터 시작하는 것이 좋을까? 사실 이 질문에 대한 정답은 없다. 빠르면 빠를수록 좋다. 늦어도 40대 중반부터는 관심을 가질 필요가 있다. 나이 들수록 하루하루 소멸하는 뇌세포의 수가 점점 증가하기 때문이다. 대부분의 뇌세포는 비슷한 수명을 타고 태어나는데, 만일 모든 뇌세포가 똑같이 영향을 받는다면 나이 들어 어느 순간 거의 동시에 뇌의 수명이 다할 것이다. 멀쩡하게 살던 사람이 어느 날 갑자기 치매가 되어버릴 수도 있다.

하지만 다행히 각각의 뇌세포는 사용 빈도나 혈액의 공급, 독작용, 회복 능력 등에 따라 수명의 차이가 있다. 단련하는 정도에 따라 성능 좋은 뇌세포로 변하여 좀 더 오래 사용할 수 있는가 하면, 때로는 너무 과하게 사용하여 수명이 짧아지기도 한다. 반면에 사용하지 않아 성능이 떨어지거나 무용지물이 되고 일찍 폐기 처분되는 경우도 있다.

새로운 타이어를 달고 울퉁불퉁한 길을 달리면 그 모든 자극이 타이어에 상처로 남듯이 뇌에도 생채기가 생긴다. 물론 자생력이 있어 어느 정도는 회복되지만 누적되다 보면 더 이상 버티지 못하고 뇌세포가 조각나 버리고 만다.

늙지 않으려고 노력한다고 늙지 않고, 치매에 걸리지 않으려고 노력한다고 치매에 걸리지 않을 수는 없다. 하지만 노력하면 신체 건강이나 뇌 건강을 오래 유지할 수 있다. 마치 자동차를 몰 때도 험한 길로 다니지 않으려고 노력하고 잘 관리하면 좀 더 오래 성능이 유지되듯이, 우리 뇌도 단련하고 가꾸기에 따라서 각각의 뇌세포를 오래 사용하고, 폐기 처분의 시기를 늦출 수 있다. 즉 치매가 늦게 오도록 할 수 있다는 말이다.

그렇다고 오로지 건강만을 생각하여 치매에 걸리지 않으려고 용을 쓰며 재미없는 삶을 살 수는 없다. 다만 인생을 즐기되 조금씩 관심을 가지고 예방하는 습관을 가질 필요가 있다는 말이다. 일상에서 치매 예방에 관심을 가지고 조금만 투자를 해도 큰 효과를 볼 수 있다.

사실 치료 중 제일 어려운 것이 습관을 바꾸는 일이다. 가까운 친구가 담배로 인해 폐암에 걸려 사망했다거나 하는 충격을 접하지 않고서는 담배를 끊기가 힘든 것처럼 치매가 무서운 병인 줄 알면서도 습관을 바꾸기란 쉽지 않다. 하지만 건망증을 치매의 징조로 받아들이고 습관을 바꾸는 것은 결코 나쁜 일이 아니다. 이때도 베타아밀로이드나 타우단백의 과인산화는 이미 많이 진행되었을 수 있기 때문이다.

예방이나 치료를 위해 베타아밀로이드를 없애거나 타우단백 과인산화를 방지하는 특별한 약은 아직 뚜렷하게 인정받은 것이 없다. 하지만 아세틸콜린분해효소억제제 같은 인지 기능 개선제를 사용하여 뇌 기능의 개선과 진행을 조금 늦추어주는 치료나, 문제행동이나 신경정신적 문제 등을 조절하여 예쁜 치매가 되게 하는 의학적인 치료도 매우 중요하다.

치매 예방한약을 복용한 사람들 중에 피곤하지 않고 기억이 좋아졌다고 표현하는 사람이 많고, 편두통 같은 지병이나 오래된 신경통이 나아졌다거나, 머리가 맑아지고 시력이 좋아졌다거나, 머리카락이 다시 검게 난다거나 성적 기능이 좋아졌다거나 식욕이 줄어 체중이 빠졌다는 분들이 많다. 이런 증상 호전은 뇌가 좋아지면서 나타날 수 있다. 뇌가 건강해지면 육신이 건강해진다.

현대의학과 달리 한의학적 접근은 근거에만 의존하지 않는다. 치매가 가지는 여러 가지 문제점을 직관적 사고로 이해한다. 오랜 경험으로 본질을 꿰뚫어보는 것을 직관이라고 하는데, 한의학도 이처럼 직관이나 추정적 사고로도 여러 가지 문제에 대해 종합적으로 접근한다. 단순히 베타아밀로이드를 없애는 것을 목표로 삼는 것이 아니라, 세포의 활성에 관심을 둔다. 비록 세포 내외에 독소 같은 물질이 있어도 세포가 튼튼해지면 독소로부터 쉽게 부서지지 않고 버틸 수 있고, 남아 있는 독소도 조금씩 제거될 수 있기 때문이다. 즉 한의학적 치료의 특징은 살아 있는 뇌세포의 체력 회복에 있다.

약 8년째 파킨슨병을 앓고 있는 여든 살 가까운 할머니가 계신다. 상당히 중증이지만 치매 증상은 없다. 파킨슨 약을 매일

드시는데, 이분께 종종 보약을 해드렸다. 보약을 드셨을 때 어땠는지 여쭤보니 그저 좋았다고만 하신다. 최근 이 환자분은 치매 예방 차원에서 한방 치료를 시작했다.

보약은 여러 가지 의미가 있다. 이중 기氣를 보하는 약은 에너지 생산을 높여주므로 도파민과 반대로 흥분성 신경전달물질의 기능을 증가시켜 증상이 악화되지 않을까 생각할 수 있지만 결과는 그렇지 않다. 어쩌면 불완전하나마 기능을 발휘하고 있던 일부 흑질세포의 기능이 좋아지면서 도파민 생산이 많아진 것으로 추정된다.

보혈補血은 피를 보하는 것이며, 파혈破血은 어혈瘀血을 없애는 것이다. 병이 생기는 곳의 대부분에는 혈액순환 장애가 있다. 보혈은 빈혈을 치료하는 의미도 포함하지만 기능이 저하된 피의 기능을 되찾아주는 활혈活血의 의미도 포함한다. 파혈은 죽은 피를 녹이고 없애는 것이다. 혈액순환이 개선되면 조직이 튼튼해지고 반쯤 죽은 세포들이 재생된다.

보신은 전반적인 체력을 키우는 것이다. 컨디션에 따라 증상의 기복이 심한 것처럼 체력이 좋아지면 증상이 완화된다. 특히 뇌세포의 체력 회복, 즉 활력을 되찾는 것을 목표로 삼는다. 활력 잃은 뇌세포라 함은 모든 뇌세포가 정상 상태로 있거나 죽은 세포로 양분되는 것이 아니라, 둘 사이에 존재하는 활력이 떨어진 세포들을 뜻한다.

스트레스를 줄이는 약과 스트레스로 인한 신체적 변화도 치료한다. 이런 신체적 변화에는 부종이 생기고, 부종은 염증을 만들고, 염증은 신경의 흥분성을 증가시키며, 과도하고 반복되는 신경 흥분은 뇌세포의 노화를 부추긴다. 여기에 대한 치료는 나쁜 치매에 대한 한방 치료도 된다.

베타아밀로이드를 없애도 치매가 호전되지는 않는다. 베타아밀로이드가 뇌세포 손상의 원인이지만 베타아밀로이드를 없애도 활력이 떨어진 뇌세포의 기능을 회복시키지는 못한다. 그리고 눌어붙은 아밀로이드반이라는 때는 단기간에 만들어지는 것도, 단기간에 없앨 수 있는 것도 아니다. 장기간 예방과 장기간의 치료가 필요하다. 한방에서도 때를 빼는 약으로 밝혀진 특효약은 없다. 다만 여러 가지 약물을 복합적으로 사용하는 것이다. 이런 치료는 결과가 단기간에 나타나지 않고 비용이 많이 들어가므로 적극적으로 권할 순 없다. 참고로 우리 장모님은 현재 거의 3년 가까이 매일 한약을 복용하고 계신다. 사위가 한의사여서 가능한 일이다.

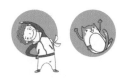

치매는 유전과
생활습관의 합작품이다

:
:

45세 주부인 K씨는 최근 들어 깜박깜박하는 증상이 심해졌다. 누구는 리모컨을 냉장고에 집어넣기도 한다는데, 그 정도는 아니지만 손에 차키를 들고 계속 찾거나 주방에 뭐 하러 간 건지 생각이 나지 않아 멍하게 있을 때가 많다. 가벼운 건망증으로 여기고 넘길 수도 있지만 어디선가 치매도 유전이 된다는 말을 듣고는 걱정하기 시작했다.

할머니가 오랫동안 치매를 앓다가 돌아가셨고, 아버지는 몇 년 전에 다른 병으로 돌아가셔서 치매 유전자가 있었는지 없었는지 잘 모르지만 혹시 자신한테 치매 유전자가 있을지도 모른다는 불안감에 잠이 안 올 지경이다.

생로병사는 인간뿐만 아니라 모든 생명체가 겪는 시간의 작품이다. 즉 누구나 죽을 수밖에 없고, 죽기 전에 사람마다 정도와 기간의 차이는 있지만 병이 든다. 물론 치매도 피해 가지 못한다. 죽기 전 비교적 짧은 기간 정신이 없고 사람을 몰라보는 등의 인지장애 기간도 치매와 같은 상태이고, 신체 기력은 떨어지지 않은 상태에서 뇌의 기력이 떨어지면서 여러 가지 정신활동이나 인지 기능 장애가 발생하여 타인의 도움 없이 혼자 생활하기 어려워지는 것이 치매이다. 누구나 후자 쪽의 긴 시간 동안 앓게 되는 치매를 두려워한다. 혹 가족 중에 치매 환자가 있으면 K씨처럼 유전병이 아닌가 하여 불안이 가중된다.

상담을 하다 보면 치매가 유전적인 건지, 혹은 치매에 걸릴 확률이 높은 사람이 따로 있는지 궁금해하는 분들이 많다. 과연 치매는 유전일까? 먼저 치매의 종류를 살펴보면 치매는 발병 원인에 따라 크게 퇴행성 치매, 혈관 치매, 기타 치매로 구분된다.

퇴행성 치매인 알츠하이머 치매라 해도 발병 원인은 다양하기 때문에 '유전병이다', '유전병이 아니다'로 단순하게 말할 수는 없다. 알츠하이머 치매의 경우 확실한 유전병인 경우는 1~2퍼센트 정도이고 대부분 65세 이전에 발병하는 초로성 알츠하이머 치매를 일으킨다. ApoE4 같은 유전적 소인이 많을 것으로 추정되는 경우는 20퍼센트 정도로 65세 이후에 발병하는 경향이 있다. 또한 유전과 관련된 근거는 없지만 유전적인 영향을 받을 것으로 추정되는 경우가 20퍼센트 정도 된다. 나머지 60퍼센트는 유전과 관계가 없이 발병한다..

혈관 치매 중에는 우성으로 유전되는 경우와 열성으로 유전되는 경우가 있는데, 대부분 가족형 치매의 원인이 된다.

이처럼 치매는 유전적인 소인이 존재하긴 하나, 정확히는 유전적 소인과 후천적 생활습관의 합동 산물이라 말할 수 있다. 유전적 소인에다 머리에 심한 외상을 입은 적이 있거나, 저산소증, 영양 부족, 당뇨, 고지혈증, 비타민 B12의 부족, 술, 담배, 운동 부족 등 여러 가지 후천적 원인이 겹치면 치매 발생 가능성이 높아진다. 유전보다 훨씬 더 많은 비중을 차지하는 후천적 요인은 치매 예방법을 역으로 생각해보면 쉽게 알 수 있다.

첫 번째, 건강하게 잘 먹지 않는 경우이다. 식사를 불규칙하게 하여 저혈당이나 고혈당의 상태로 오래 방치하는 것은 좋지 않다. 뇌 건강을 위해서는 각종 영양소가 균형을 이루는 규칙적인 식사가 필요하다. 장기간 편식을 하는 것은 분명 뇌에 부담이 된다. 항산화제가 많이 들어 있는 음식의 규칙적인 섭취와 더불어 필수아미노산, 필수지방산, 각종 비타민과 무기질의 적당한 섭취가 필요하다.

산폐도가 심한 지방 등을 장기간 먹는 것도 좋지 않다. 특히나 장기간의 과식, 편식, 폭식은 치매의 원인이 될 수 있다. 잘

못된 식습관은 혈관 치매의 원인이 되는 경우가 많다.

두 번째, 잘 잔다는 의미에 역행하는 경우이다. 자는 동안 뇌 손상의 원인이 되는 활성산소의 발생이 줄어들고 손상된 뇌세포를 회복시킨다. 비렘非REM수면 동안 기억이 정리되고 렘REM수면 동안 동작이나 기술적 기억이 정리되고 장기기억으로 저장되면서 머리가 정리된다. 잠이 부족하면 기억이 단단해지지 못하고 뇌가 정리되지 않는다. 수면이 부족하면 뇌가 빨리 나빠지고 뇌가 나빠도 잠이 잘 들지 않는다. 반대로 잠을 너무 많이 자도 뇌가 나빠진다.

세 번째, 열심히 운동하지 않는 경우이다. 운동은 뇌에 혈액순환을 잘 시키고 뇌의 많은 부분을 골고루 자극한다. 운동을 하려면 뇌의 많은 세포들이 동원되기 때문이다. 또한 뇌 운동을 안 하면 혈류가 정체되어 혈전이 생길 수 있고, 혈전으로 인해 뇌를 직접 손상시키는 뇌경색이 일어날 수도 있다. 운동이 부족하면 뇌가 빨리 약해질 수 있고, 인슐린의 효과도 떨어지게 되는 경우도 있다. 이로 인해 뇌세포로 포도당이 잘 들어가지 못하게 될 수도 있다. 포도당을 제대로 공급받지 못하면 뇌세포가 약해질 수 있다.

네 번째, 사회생활을 하지 않는 경우이다. 열심히 사회생활을 하지 않으면 뇌는 점점 빨리 늙는다. 사회생활은 몸을 움직이는 운동의 의미도 있지만, 다른 사람과 대화할 때 의사전달과 감정 표현에 신경을 써야 하므로 대뇌 자극 효과도 있다. 혼자 지내는 독거노인이나 장기간 사회와 단절된 생활을 하는 경우 위험도가 높다.

다섯 번째, 도전을 두려워하는 경우이다. 새로운 일이나 불편함을 피하지 않고 도전하여 슬기롭게 극복하는 것도 대뇌를 자극하는 방법이다. 새로운 것에 대한 도전을 기피하고 익숙한 생활에 타성이 생기면 뇌는 자극을 받지 못해 약해지기 시작한다.

여섯 번째, 술과 담배를 가까이하면 치매로 진행될 확률이 높아진다. 과음은 소뇌의 평형감각과 세밀한 작업을 불가능하게 만들고 뇌량을 감소시켜 좌우 뇌의 연결이 안 되고 정신병이나 치매를 일으킨다. 담배는 일산화탄소도 만들어내지만 무수한 독소로 인해 뇌에 직접적으로 나쁜 영향을 준다. 타르 성분은 혈액을 끈적끈적하게 만들어 특히 소혈관의 순환 장애를 일으키며, 니코틴이나 저산소증 등이 혈관을 가늘게 만들거나 혈관을 좁아지게 한다.

일곱 번째, 하루의 일과를 반성하지 않으면 본인의 발전을 기대하기 어렵다. 반성 없는 인생을 살면서 치매에 걸리면 미운 치매, 고약한 사람이 될 가능성이 높아진다.

결론적으로 말하면, 치매에 걸릴 확률이 높은 사람은 따로 있다. 자신을 돌보지 않고, 나쁜 생활습관을 장기간 유지한 경우가 그에 해당된다.

혈관 치매는 여자보다 남자가 걸릴 확률이 비교적 높다. 하지만 노력 여하에 따라 충분히 예방 가능한 경우가 많다. 체중을 조절하고, 복부비만을 줄이고, 고혈당이나 당뇨 관리를 철저히 하고, 콜레스테롤이나 중성지방 등의 고지혈증과 고혈압을 잘 관리하면 중풍이나 심장병, 치매를 예방할 수 있다. 이외에 혈전이나 혈액의 엉김 방지를 위한 노력도 중요하다.

다시 말하면 복부비만을 포함한 과체중인 사람, 당뇨병 환자나 내당능 장애를 가진 사람, 고콜레스테롤혈증이나 고중성지방증을 가진 고지혈증 환자, 그리고 고혈압을 잘 관리하지 않거나 심장 질환을 제대로 치료받지 않는 사람이 혈관 치매에 걸릴 확률이 높다.

반대로 알츠하이머 치매는 남자보다 여자가 걸릴 확률이 높다. 운동을 게을리하는 사람, 머리를 적게 사용하는 사람, 긴장이 적은 사람, 긴장이 너무 과도한 사람, 잠을 너무 많이 자거나 너무 적게 자는 사람, 영양실조 상태를 오랫동안 개선하지 않는 사람, 저산소증이나 심한 빈혈을 오랫동안 방치하는 사람, 직업적으로 하는 일이 단순한 사람, 성장과정에 교육을 적게 받았거나 제대로 보살핌을 받지 못한 사람, 사회 경제적으로 낮은 위치에 속한 사람, 두부외상을 많이 입은 사람, 독거노인이나 사회활동이 없는 사람, 너무 안일하고 안락하게 사는 사람, 술이나 담배를 많이 하는 사람, 상대를 배려하지 않고 무경우한 사람, 우울증 등의 신경정신적인 문제가 있는 사람 등이 알츠하이머 치매에 걸릴 확률이 높다.

유전적 소인과 환경적 원인에 의한 뇌세포의 마모는 타이어의 마모에 비유하여 생각해볼 수 있다. 타이어 공장에서 정품 타이어와 불량 타이어를 생산했다고 가정해보자. 정품은 10만 킬로미터, 불량품은 5만 킬로미터를 달릴 수 있는 품질로 생산되었다. 정품 타이어를 달고 평균적인 길을 달리지 않고 비포장 도로나 험한 길로 많이 다니면 아무리 정품이라 해도 불량품보다 먼저 마모될 수 있다.

비록 잘해야 5만 킬로미터밖에 주행할 수 없는 불량 타이어로 태어났다고 해도 운전 습관이 좋은 주인을 만나면 훨씬 더 먼 길을 달릴 수 있다. 유전적 소인과 후천적 생활습관의 합작품이 현재의 나를 만들고 있으며, 치매 역시 마찬가지이다.

선천적인 요인은 우리 힘으로 어쩔 수 없다 해도 치매 발병의 상당 부분을 차지하는 후천적인 요인은 얼마든지 제거할 수 있으니, 지금부터라도 식습관과 생활습관을 바꾸어 치매 발병 요인을 줄여보는 것이 어떨까.

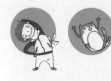

치매 친구를
어떻게 대할 것인가

3대가 단골 환자인 가족이 있었다. 사업을 하시던 할아버지, 곱고 조용하신 할머니, 잘 생기고 매사에 긍정적인 아들, 지혜롭고 아름다운 며느리, 그리고 씩씩하고 예쁜 손자손녀. 25년째 이 가족의 건강을 상담하다 보니 나도 그 가족의 일원처럼 속속들이 사정을 알고 소소한 이야기도 공유하며 지냈다.

어느 날 아드님이 찾아와 아버님이 치매에 걸리셔서 그간 해 오시던 사업을 못하게 되었고, 게다가 넘어져서 허리 수술까지 받으셨다고 했다. 성격이 까다로워 간병인을 거부하는 바람에 밤에는 아버님이 제일 예뻐하는 누님이 돕고 있다고 했다.

아버님의 성격이 갑자기 바뀌어 화를 참지 못하고 툭하면 남을 흉보시더니 사업도 힘들어지고 수면장애가 두드러졌다고 했다. 사레가 잘 들고, 말이 어눌해지고, 소변 조절이 어려워 자주 소변을 보고, 밤에는 잠을 못 자고 낮에는 지쳐서 졸다가 다시 밤에 잠을 못 주무시는 악순환 탓에 누님이 병이 날 지경이란다. 그래도 기억력은 어느 정도 유지되고 있다고 했다. 모 대학병원에서 혈관 치매 진단을 받고 복약 중인데 한약으로 같이 치료해드리고 싶다며 치매에 대한 한약을 지어 갔다.

한 일주일쯤 지났을까? 다시 아드님이 찾아왔다. 한약을 드리면 아버지가 의심하면서 안 드시려고 해서 쌍화차라고 하고는 병에 넣어드린다는 것이다. 그럼에도 "너희들 여기에 독 탔지? 네가 먼저 마셔봐!" 하며 거부하고 안 드시겠다고 하여 온 가족이 달래고 달래서 겨우 드시게 한다는 것이다. 치매에 걸리면 원래 의심이 많아지고 심지어 도둑망상도 생길 수 있으니 그런 반응도 병으로 이해하고 잘 달래서 드시게 하라는 말밖에 할 수 없었다.

그러자 병원 일을 돕던 아내가 옆에서 몇 마디 거들었다. 자신도 처음에 친정 엄마가 의심하고 거부해서 참 힘들었다며, 환자가 믿을 수 있게끔 사랑하는 마음으로 대하는 것이 중요하다고 했다. 끝까지 잘 모시겠다는 말을 믿으실 때까지 자주자주 해드리라고 조언했다. 아버지에 대한 사랑이 각별한 아들은 알았다며 그리해보겠다 하고는 돌아갔다.

20여 일이 지났다. 첫 번째 한약 치료가 끝날 때쯤 되었기에 내심 어떻게 되었는지 무척 궁금하던 차였다. 진료 시작 전 이른 시간에 아드님이 밝은 얼굴로 뭔가가 잔뜩 적힌 종이를 들고 진료실로 들어왔다.

"아버님이 오후가 되면 당신이 직접 약을 찾으세요. 이제는 약병에 드리지 않아도 잘 드시고 잠도 잘 주무시는 편입니다."

수면유도제를 드신 시간과 주무시고 깬 시간, 소변 본 시간과 소변 양의 변화를 매일 빠짐없이 빼곡히 적은 종이를 내게 내밀었다. 이루 말할 수 없이 기쁜 순간이었다. 부정적인 시각이 긍정적으로 바뀌었다는 것은 치매 치료가 효과를 보이기 시작했다는 뜻이기 때문이다.

"그렇게 고약하게 화를 내시던 분이 이제는 화도 덜 내고 식구들과 대화도 잘 하고 많이 평화로워졌습니다. 아직도 누님을 힘들게 하지만 그래도 전보다 훨씬 잘 웃고 많이 부드러워지셨어요. 누님과 어머님 흉을 보실 때 제일 행복해하세요. 하하하! 치료 열심히 해야겠습니다."

오늘 아침 아드님이 세 번째 한약을 타러 왔다. "아버님이 조금씩 좋아지고 있는 것 같습니다. 어머님 흉도 덜 보고 한약이 좋다고 하시면서 저보고 한약 사업을 하라고 하셨어요."

멀쩡하게 철강 사업을 하고 있는 아들에게 한약 사업을 권하실 정도로 내가 지어드린 약을 온전히 신뢰하시는 듯하여 감사한 마음이 들었다.

아무리 건강했던 사람이라도 언젠가는 한두 가지 병을 만나게 된다. 중요한 것은 그 병을 인정하는 것이다. 병은 마치 나를 찾아온 나쁜 친구와 같은 것인데, 왜 왔느냐며 구박하고 미워만 한다면 나쁜 친구는 더 심술을 부리고 말 것이다. 그러니 살살 달래가며 함께 잘 지내는 것이 중요하다.

다양한 치매 원인 질환 중에서 가장 많은 것이 알츠하이머 치매이며, 그다음으로 많은 것이 혈관 치매이다. 알츠하이머 치매는 건강하던 뇌세포들이 죽어서 기억력, 언어능력, 판단력이 상실되고 성격 변화가 일어나 결국에는 스스로 자신을 돌볼 수 없는 상태에 이르는 질환이다.

혈관 치매는 뇌에 산소와 영양분을 공급하고 노폐물을 수거해가는 통로인 뇌혈관들이 주로 막히거나 터지는 것이 원인이 된다. 혈관치매는 이렇게 대부분의 경우 뇌경색과 뇌출혈에 의해 뇌세포가 파괴되면서 발생한다. 혈관 치매 중 다발성경색 치매는 인지능력이 갑자기 나빠졌다가 이후 조금 회복되고 난 후 그 수준을 유지하다가, 또 갑자기 다른 인지기능이 나빠졌다가 조금 회복되고 유지되기를 반복하면서 단계적으로 악화된다.

반면에 피질하혈관 치매는 경색이 커지 않아 알츠하이머 치매처럼 서서히 진행된다. 일단 발병하면 완치하기는 어려우나, 초기에 진단을 받고 적절한 치료를 받으면 더 이상의 악화는 막을 수 있다. 또한 평소 심혈관 질환이 발생하지 않게 노력하면 혈관 치매를 예방할 수 있다.

치매는 본인만 힘든 것이 아니라 가족 모두를 곤경에 빠뜨리기도 한다. 암보다 더 무서운 것이 치매일 수 있다. 하지만 부정적인 시각에서 벗어나 적극적으로 대처하고 예방하면 지혜롭게 극복해 나갈 수 있다.

치매에도 예쁜 치매가 있고 미운 치매가 있다고 한다. 예쁜 치매란 욕설이나 폭력과 같은 문제 행동을 하지 않고 남에게 비교적 피해를 덜 끼치는 환자를 말한다.

사람 마음은 누구나 같을 것이다. 늙어서 추해지고 싶지 않고, 치매는 절대로 걸리고 싶지 않다. 걸리더라도 짧은 기간만 앓고 싶고, 그마저도 어렵다면 예쁜 치매가 답일 수 있다.

예쁜 치매는 평소 마음이 예쁜 사람이 치매에 걸렸을 때 나타나는 증상이다. 퇴행성 치매는 세월의 흐름과 함께 결국 뇌의 기능이 대부분 조금씩 나빠진다. 예쁜 마음도 미운 마음도 없어져 간다. 평소 마음을 예쁘게 키워두면 나이 들어 어느 정도 그 마음이 줄어들더라도 완전히 사라지지 않고 비교적 많이 남아 있을 수 있다. 비록 지적 기능이 떨어지더라도 예쁜 마음에서 우러나오는 성격과 행동은 예쁘다.

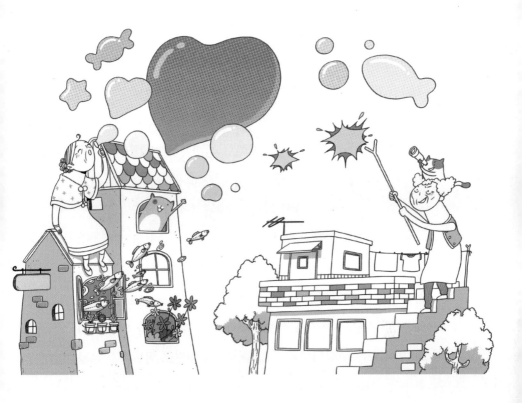

　물론 혈관 치매는 조금 다르다. 예쁜 마음과 관련 있는 부분
이 망가지면 평소 예쁜 마음씨였던 사람이 갑자기 고약하게 바
뀔 수도 있다. 반면 미운 마음과 관련 있는 부분이 부서지면 오
히려 나이 들어 순해졌다는 소리를 듣기도 한다.

　넓은 의미의 예쁜 치매는 주로 초기 치매와 일부 중기 치매
중 아직 전두엽이 온전하거나 전두엽 손상이 있더라도 나타나
는 성격과 행동이 순하고 밝거나 폭력적이 아니어서 가족을 덜
힘들게 하는 경우를 말한다. 반면에 나쁜 치매는 가족을 힘들게

하는 성질과 문제 행동을 보이는 경우, 그리고 말기 치매로 집중적인 보호 관찰이 필요한 경우로 생각해볼 수 있다.

평소 예쁜 마음을 닦아두어 치매에 이르게 되더라도 예쁜 치매가 되면 참 좋겠지만 예쁜 치매도 진행이 되면 결국은 나쁜 치매로, 즉 치매의 깊은 바다로 빠지게 된다. 집중적 보호관찰을 필요로 하는 말기 치매는 나쁜 치매에 속한다.

전두엽의 손상으로 발생하는 신경정신과적 증상인 이상성격과 문제행동도 가족을 괴롭히므로 나쁜 치매이자 미운 치매이다. 이 부분은 신경정신과적 치료로 문제행동을 교정할 수 있다. 이런 치료는 가족에게 주는 폐해를 줄일 수 있을 뿐만 아니라 오히려 환자 본인에게도 덜 괴로운 일이므로 빠르게 치료를 받는 것이 좋다.

한방에서는 주로 천마, 원지, 복령, 산조인, 연자육이라는 연밥, 백자인, 익지인 등의 안신지제라는 신경안정제와 유사한 약을 선택적으로 사용한다. 때로는 열을 내리는 찬 성질의 약재를 선택하여 충동을 억제시킨다. 보음하여 체력이 좋아지면 자극에 대한 반응점(역치)이 높아져 흥분성이 줄어들기도 한다. 반대로 우울증이나 무기력해 보이는 경우 기를 보하거나 따뜻한 성질의 약재를 사용하는 경우도 있다.

치매 환자를 돌보는 일은 정말 힘든 일이다. 경제적 문제도 심각해지고 형제간의 갈등이 커지기도 한다. 더구나 집에 모시는 경우 가족 간의 갈등, 특히 환자와 며느리 간의 갈등이 큰 문제일 수 있다. 오랜 병에 효자가 있을 수 없다. 더욱이 치매는 오래가는 병이므로 효자가 될 수 없다. 효도보다는 인간 된 도리나 자식 된 도리를 하는 것으로 한발 물러서는 것이 좋다. 오히려 가족 간의 배려, 특히 주로 환자를 돌보는 가족에게 더 신경을 써야 한다.

피할 수 있다면 좋겠지만 기왕에 치매에 걸렸다면 가족들이 부모가 치매에 걸린 사실을 받아들이고 가족의 사랑으로 치매 환자에게 사랑하는 뇌세포가 많이 유지되는 '예쁜 치매'로 만들 수 있도록 함께 노력하는 것은 어떨까.

Chapter 2

치매가 시작된 사람들

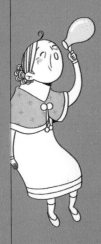

치 매 가   시 작 된   사 람 들

사랑하는 가족과 소중한 추억마저 사라져버리는 서글픈 현실과 마주해야 하는 것이다.

치매는
이미 시작되었다

치매에 대해 얘기하다 보면 많은 사람들이 단순건망증과 경도인지장애, 노인성 우울증을 치매와 혼동하는 경우가 많다. 기억력 감퇴라는 공통된 증상 때문이다. 하지만 단순히 기억력이 떨어지는 증상만으로 단순건망증을 치매로 오인하여 과도하게 겁을 먹기도 하고, 반대로 치매 초기 증상을 단순건망증으로 생각해 대수롭지 않게 넘겨 치료 시기를 놓치는 경우도 있다. 좀 더 이해하기 쉽도록 각각의 사례를 들어 풀어보았다. 물론 정확한 진단은 병원을 방문하여 검사를 받아야 하지만 기초 정보를 가지고 있다면 인지장애가 일어났을 때 당황하지 않고 치매를 대비하는 데 조금이나마 도움이 될 것이다.

● 단순건망증

56세 주부 L씨는 읍내 시장에 음나무를 사러 갔다. 여름 보양
식으로 몸에 좋은 음나무를 넣고 닭백숙을 끓일 생각이었는데,
시장에 가서 정작 필요한 음나무는 사지 않고 엉뚱하게 평소 좋
아하던 고사리나물, 취나물, 짠지 등만 잔뜩 사서 집으로 돌아
왔다. 계획했던 대로 닭백숙을 끓이려고 보니 음나무를 사오지
않은 것을 알게 되었다.

이처럼 다른 것에 정신이 팔려서 정작 본인이 사려고 했던 음
나무를 까맣게 잊어버린 경우를 단순건망증이라고 한다. 여러
가지 환경에 의해 정신이 팔리거나, 동시에 많은 일을 수행해야
하거나, 일 자체가 복잡하거나, 우울증처럼 활력이 떨어진 경우
자신이 하려던 일이 일시적으로 기억에서 까맣게 사라질 때가
있다. 하지만 단순건망증이라면 다른 사람이 힌트를 주거나 잊
고 있던 상황을 상기시켜주면 기억 자체가 온전히 되살아난다.

이와 달리 치매는 기억 자체가 입력되지 않기 때문에 힌트를
주거나 사실을 인지시켜줘도 기억 자체가 기억 저장소에 없으
므로 기억해낼 것이 없다.

약속을 잊어버리거나 가스레인지 불 끄는 것을 깜박하거나
왜 방에 들어왔는지 잊어버리는 것을 우리는 건망증이라고 한

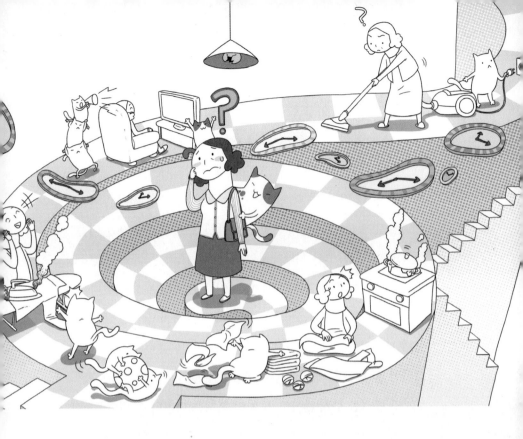

다. 어떤 일에 정신이 팔려 다른 일을 잊어버리는 경우 복잡한
일상에 시달리는 현대인들이 한 가지 일에 집중하지 못해서 생
기는 자연적인 현상일 수도 있지만, 초기 뇌 기능 저하의 기미
일 수도 있다. 똑같은 환경에서 젊었을 때는 건망증이 없었는
데, 나이 들어서 건망증이 빈발하는 것을 뇌의 과부하 탓으로만
돌릴 수는 없는 것이다.

치매의 전 단계를 경도인지장애라 하고, 경도인지장애의 이
전 단계는 정상이라 한다. 겉으로 나타나는 증상은 정상일 수
있지만 내부적으로는 경도인지장애나 치매로 진행되고 있는 경

우일 수도 있다. '임상적 정상'이지만 '실체적 정상'이라고 할 수는 없다. 이렇게 치매로 진행되고 있는 상태를 객관적으로 진단하기는 어렵다. 땅속에서는 싹이 자라고 있으나 밖으로 드러나지 않는 것과 같다.

임상적 정상 기간에도 건망증이 알게 모르게 조금씩 늘어간다. 단순건망증이다. 치매에서 나타나는 기억력 장애와는 전혀 다를 뿐 아니라 경도인지장애 때 보이는 기억력 저하와도 다르다. 기억력 저하는 최근 경험한 기억이 중요하지 않으면 대부분 쉽게 떠오르지 않지만 단서를 주거나 설명을 해주면 대부분은 기억이 살아난다. 반면에 단순건망증은 쉽게 잘 잊어버리기는 하지만 단서를 주지 않아도 곧 기억 전체를 떠올릴 수 있다.

기억력 장애가 아예 기억이 형성되지 못해 기억해낼 것이 없는 것에 비해 단순건망증은 바쁘게 살다 보면 기억의 양이 많아지고 많은 기억에서 쉽게 찾지 못하여 생긴다고 설명한다.

하지만 똑같이 바쁘게 살아도 젊은 시절에는 건망증이 별로 없었던 사람이 나이 들면 심해진다. 뇌가 변했기 때문이다. 65세에 치매가 시작된 사람의 경우 50대 중반부터는 약 60세까지는 임상적으로 정상이라 할 수 있다. 뇌세포가 부서지는 속도가 증가하기 시작하고 많은 뇌세포가 베타아밀로이드와 타우단백 찌꺼기의 영향을 받고 있다. 검사에 표가 나지 않아도 뇌기능이 조금씩 떨어지면서 기억력이 나빠지고 단순건망증이 조금씩 늘

수 있다.

건망증의 정도가 경도인지장애의 기억력 저하보다는 양호하고 자주 발생하지는 않는다. 단서를 주지 않아도 다시 기억을 되살릴 수 있다. 물론 건망증 중에는 단순건망증도 많다. 신경섬유라는 길이 막히지 않아도 한꺼번에 많은 '정보'라는 자동차가 나오면 일시적으로 길이 막혀 자극 전달이 안 되어 생기는 건망증을 단순건망증이라 한다.

이런 단순건망증 때문에 치매에 대해 공포에 빠지거나 예방을 위한 강박증에 걸릴 필요는 없다. 하지만 건망증의 정도가 심하고 자주 발생한다면 신경섬유의 변화가 많이 진행되었거나 초기의 주관적 경도인지장애일 수 있다.

단순 건망증이 는다고 빠른 시일 내에 치매로 변해갈 가능성은 없다. 하지만 뇌가 본격적으로 나빠지면서 오는 초기 증상이다. 건망증으로 치매에 대한 공포를 느낄 필요는 없지만 건강백세 똘똘백세로 가기 위한 경고음으로 받아들여야 한다. 뇌가 많이 나빠지기 전에는 경고를 보내지 않기 때문이다. 젊어서부터 치매 예방에 적극적인 관심과 노력을 기울여야 한다.

●노인성 우울증

79세 독거노인 C할머니는 살기 싫다는 말을 입에 달고 산다. 식욕이 없고 못 드시니 당연히 기력이 떨어지고 안 아픈 데가 없고 몸도 잘 붓는다. 감기를 거의 달고 사는 듯 항상 추위를 타며, 기분이 좋지 않고 매사 귀찮아하신다. 기억력도 많이 떨어지고 말도 어눌하고 조리가 없다. 겨우 몇 마디하고는 금세 귀찮다고 하신다. 남의 말을 이해하지 못하는 건지 안 듣는 건지 반응도 느리다. 얼굴에 표정이 없고 진땀을 흘릴 때가 많다. 기억력은 물론 모든 뇌 기능이 떨어져 있어 치매와 구분하기가 쉽지 않다.

최 할머니는 작년에 할아버지를 하늘나라로 떠나보냈다. 그다지 사이가 좋았던 것은 아니지만 그래도 두 분이 서로 다투기도 하고 챙겨주고 의지하며 살아오셨는데, 할아버지가 떠나고 나니 우울증이 찾아온 것이다. 더구나 할아버지가 편찮으시면서 대화를 많이 나누고 젊었을 때 맺혀 있던 이런저런 서운함도 많이 풀리신 듯했다.

할머니도 연세가 있으셔서 할아버지 병구완이 쉽지 않았다. 때때로 지치기도 했고, 할아버지가 2년 넘게 앓다가 돌아가시니 한동안은 오히려 활력이 넘치고 홀가분한 기분도 들었다. 그런데 얼마 전부터 긴장이 풀리셨는지 맥 빠진 모습에 표정이 굳어지고 숨이 차고 불안해하며 때때로 엉뚱한 소리도 한다. 실제로는 경제적으로 전혀 어렵지 않은데도 가진 게 아무것도 없다며 자신이 거지가 되었다는 말도 한다.

또 자신이 좋아하던 화초들도 거들떠보지 않고 그렇게 예뻐

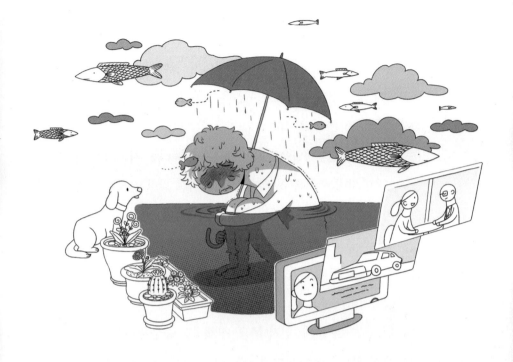

하던 강아지도 귀찮아한다. 그 어떤 일에도 의욕을 보이지 않고 평소 좋아하던 텔레비전 드라마도 안 보고 그저 멍하니 앉아 있거나 하루 종일 벽만 보고 누워 지낸다. 얼마 전 자식들이 차려준 생일상을 받고도 자신의 생일인지 기억하지 못해 바보가 다 되었다며 하소연했다.

배우자와 사별하는 경우 상실감으로 인해 자신이 가진 게 아무것도 없다고 느낄 수 있다. 제일 소중한 것을 잃었기에 가진 게 없다고 느껴지고, 가진 게 없으니 우울해질 수밖에 없다. 보통 2주 이상 지속되면 병적인 우울증이 될 가능성이 높다.

표정이 굳고 불안한 것은 우울한 것이며, 좋아하던 화초를 거들떠보지 않는 것과 강아지가 귀찮은 것은 흥미를 잃은 것이며, 식사를 잘 못하는 것은 식욕의 변화를 말하며, 잠을 못 자는 것은 수면의 변화를, 생일을 기억 못하는 것은 정신 기능의 저하를, 누워만 지내는 것은 활력의 소실을, 바보 같다고 느끼는 것은 무가치한 느낌을, 좋아하던 텔레비전 드라마도 안 보는 것은 집중력 저하를 의미한다. 어쩌면 겉으로 표현하지는 않지만 속으로 죽고 싶다는 생각을 할 수도 있다. 이 모든 것이 다 우울증의 증상들이다.

우울증은 기분 문제, 인지 문제, 신체생리 증상을 갖고 있다. 기분 문제로는 우울감을 느끼거나 흥미를 잃거나, 무가치한 느낌을 갖거나 죽고 싶다는 생각 등이 있다. 인지 문제로는 정신 기능과 집중력이 떨어지는 증상이 있다. 신체생리 증상으로는 식욕과 수면의 변화와 활력을 잃어버리는 것 등이 있다.

증상으로만 보면 노인성 우울증과 치매는 유사성이 많아 헷갈리기 쉽다. 먼저 우울증은 주로 기분과 관련되는 뇌세포의 기능이 떨어진 것이어서 대부분 다시 회복될 수 있는 가역성 질환이지만, 반면에 치매는 뇌세포가 부서지는 진행성 질환이어서 점점 나빠질 가능성이 많다.

뇌세포의 기능 저하로 인한 우울증과 뇌세포 손실로 인한 치매는 비슷한 면이 많다. 우울증에 걸린 환자들은 인지 기능 장애를 나타낼 뿐 아니라 치매가 될 가능성도 높다. 치매 환자도 정신 기능의 저하, 불안증, 수면장애, 식욕의 변화, 활력이 없고, 무감동, 흥미를 잃어버리며 우울증 증상이 나타난다. 우울증에서 치매가 발병할 때는 치매 증상이 우울증 증상에 숨어 있어 치료에 반응이 없고, 증상이 악화된 후 발견되는 수도 있다. 이런 이유로 노인성 우울증과 치매를 구분하기가 쉽지 않다.

우울증 환자의 활력이 줄어드는 것을 그대로 방치하면 점점 더 활력이 줄어들고 우울증이 심해질 수 있다. 하기 싫고 힘들어하는 경우라도 가만히 있게 두는 것보다 억지로라도 무엇이든 하게 하는 것이 우울감도 덜해지고 더 빨리 벗어날 수 있는 방법이다. 이런 이유로 직장에 다니는 남성보다 집에서 가사 일만 하는 여성이 상대적으로 우울증에 걸리기가 더 쉽다.

누워 있는 것보다는 앉아 있는 것이, 앉아 있는 것보다는 일어나서 움직이는 것이 활력 회복과 우울증에서 벗어나는 방법이다. 벽만 보고 누워 있도록 내버려두지 말고 가족과 함께 조금이라도 같이 먹고, 가능하면 밖으로 나가서 햇빛을 보는 것이 좋다.

여러 가지 증상 중에서도 식욕 저하가 오래 지속되면 영양실조나 탈수증이 발생할 수 있다. 나이가 든 노인의 경우 영양실조, 탈수증에 의한 뇌 손상이나 체력 손상은 젊은 사람보다 훨씬 심각하다. 영양실조, 특히 비타민 B1, 엽산, B12의 부족은 뇌세포 손상의 직접적인 원인이 되어 치매로 갈 수도 있다.

탈수증은 영양실조보다 더 쉽게 발생된다. 노인들이 구강건조증으로 입이 마르다고 표현하는 경우가 많아 대수롭지 않게 여길 수 있지만 의외로 심각한 탈수증이 잘 발생한다. 탈수증은 부족한 식사량과 물을 적게 마셔서 생기기도 하지만 노인의 경우 스트레스나 몸이 아플 경우, 소화기 장애에 의해서도 잘 발생한다. 입을 벌리게 하여 혀에 침이 있는지를 자주 확인할 필요가 있다.

탈수증이 확인되면 가까운 동네 병원에서 수액 주사와 전해질, 영양제를 맞는 것이 좋다. 한 개로는 표시가 나지 않으므로 여러 개, 1500cc 이상 맞아 혀에 침이 고이는 것을 확인해야 한다. 탈수는 노인에게 쇼크처럼 뇌 혈류를 많이 감소시키기 때문에 뇌의 기능 장애가 심해지고 시간이 지속되면 뇌 손상을 높인다. 반복적으로 발생하면 우울증이 악화되는 것은 물론 치매로 갈 수도 있다.

노인성 우울증은 죽고 싶다는 말은 자주 하지만 우울하다는 말은 하지 않는 경우가 많다. 죽고 싶다는 말을 가볍게 흘려들으면 안 된다. 실제로 배우자를 잃고 난 후 상실감과 우울증으로 돌아가시는 분들이 많으므로 빨리 치료를 받아야 한다. 치료가 늦어지면 생명의 문제도 있지만 치매나 경도인지장애로 갈 수 있기 때문이다.

치매 환자의 경우 인지 기능 장애가 먼저 오고 우울감이 오는 경우가 많지만, 노인성 우울증은 우울감이 먼저 오고 인지 기능 장애가 온다. 하지만 우울감이 먼저 온 것을 느끼지 못하는 경우가 많아 가족들은 인지 기능 장애가 먼저 온 것으로 오해할 수 있다.

노인성 우울증의 경우 치매와 달리 뇌가 손상된 것이 아니기 때문에 완치율이 매우 높은 편이다. 심리적으로 안정을 취하고 약물 치료와 함께 노래 치료, 심리 치료 등을 병행하면 도움이 된다. 산책 등으로 햇볕을 쬐며 가벼운 운동을 하는 것도 좋다. 노인성 우울증이 치매로 변하지는 않지만 우울증이 치매를 촉진시킬 가능성이 있으므로 반드시 조기에 치료를 받아야 한다.

● 경도인지장애

63세 남성 C씨는 명문대 전자공학과를 나와 한때 잘나가던 엔지니어 출신이다. 그동안 뚜렷한 병을 앓은 적이 없으며, 부모나 형제 중에 치매와 관련 있는 사람도 없다. 다만 2년 전 명예퇴직과 함께 급격한 환경 변화로 인해 스트레스가 많았다. 퇴직 후 초기에는 사회 적응에도 어려움을 겪어야 했다. 은행이나 관공서 일은 평소 부인이 전담해왔기에 스스로 해본 적이 없었다. 이제는 모든 걸 스스로 알아서 하라는 부인의 엄명이 내려

진데다 사회적 치매Social Dementia에서 벗어나야겠다는 본인의 의지로 그런대로 잘 적응해나가고 있었다.

최근의 경제 여건에 맞게 타고 다니던 좋은 차를 팔고 중고 소형차로 바꾸기로 했다. C씨는 자동차 등록을 구청에서 해야 하는 것도 처음 알았다. 하지만 구청에 갔는데 자신이 왜 구청에 왔는지 한동안 기억이 나지 않아서 당황했고, 서류를 작성하면서도 평소 잘 기억하던 집 주소가 떠오르지 않아 부인에게 전화를 걸었다. 결국 상황을 지켜보던 공무원이 신분증을 돌려주며 주소가 같다면 보고 쓰라고 했다.

C씨는 이 일을 겪으며 자신에게 뭔가 문제가 생겼음을 감지했다. 매월 같은 장소에서 모이는 동창회 모임 장소를 이번에 잘 찾지 못한 것도 우연이 아니라는 생각이 들었다. 곧장 병원을 찾아 간이정신상태검사를 받았다. 주소를 다시 외우고 가서 그런지 대답이 조금 느린 것 외에는 별 문제가 없는 것으로 나왔다.

하지만 본인이 느끼기에 기억이 가물가물하는 경우가 많아졌고, 단순 빼기 문제도 다 맞추기는 했지만 교육 수준과 지적 수준에 비해서 계산 속도가 매우 느렸다. 비록 점수는 괜찮게 나왔지만 느려진 인지 기능 등으로 볼 때 경도인지장애의 초기인 주관적 경도인지장애라 할 수 있어 적극적인 치료에 들어갔다.

C씨보다 조금 더 진행되어 가족이나 밀접한 관계에 있는 사

람들에게도 인지장애의 증상이 노출되는 경우를 객관적 경도인
지장애라고 한다.

78세 여성 P씨는 평소 고혈압으로 10년 이상 복약하고 있는
것 말고는 큰 병 없이 살아왔다. 부모 모두 건강하게 살다가 돌
아가셨고 여동생은 파킨슨병을 앓고 있었다. 어느 날 노인정에
갔다가 돌아올 때 집을 찾지 못하고 한참 헤매다 경비원에게 발
견돼 겨우 집으로 올 수 있었다.

따로 살고 있던 아들이 연락을 받고 와서 어머니의 상태를 확
인해보니 요즘 들어 깜빡거림이 더 심해지고, 기획 부동산에 넘
어가 시골 첩첩산중의 땅을 고가에 매입했다는 것이다. 똑똑한
할머니였지만 몇 년 전부터 공과금 납부 등은 아들이 대신하고
있었다. 간이정신상태검사 결과 23점으로 경도인지장애 중 겉
으로도 표가 나는 객관적 경도인지장애에 해당되어 집중적인
치료를 시작했다.

경도인지장애는 치매가 되기 바로 전 단계를 말한다. 치매가
발생할 가능성이 정상인의 경우보다 10배 정도 높은 것으로 나
타난다. 초기여서 주로 본인만 기억 장애를 느끼고 주위 사람들
은 눈치 채지 못하는 시기를 '주관적 경도인지장애'라고 하고,
좀 더 진행되어 가족이나 가까운 사람들이 알아차릴 수 있을 정
도로 표가 나는 경우를 '객관적 경도인지장애'라고 한다.

경도인지장애는 연령에 비해 기억 장애가 있긴 하나 전반적으로 다른 인지 기능은 정상인 경우가 많다. 함께 사는 배우자에게는 환자의 기억 장애가 드러나기도 하지만 일상생활에는 별다른 문제가 없어서 따로 사는 가족들은 전혀 알아채지 못하는 경우가 많다.

치매와 마찬가지로 경도인지장애 역시 기억력 저하가 아닌 다른 인지 기능의 변화로 시작하기도 한다. 기억 감소가 두드러지고 다른 인지 기능의 감소는 크지 않은 경우 대부분 알츠하이머 치매로 진행될 가능성이 높고, 기억 장애와 상관없이 행동이 굼떠지거나 성격이 변하거나 이상행동 같은 다른 인지 기능이 떨어진 경우는 피질하혈관 치매나 전두측두 치매가 될 가능성이 높다.

---

1. 오늘이 몇 월 며칠인지, 무슨 요일인지 모르는 경우가 있다.
2. 약속을 잘 잊어버린다.
3. 방금 놓아둔 물건을 못 찾는 경우가 있다.
4. 무엇을 가지러 왔는지 모르는 경우가 있다.
5. 같은 질문을 반복적으로 하는 경우가 있다.
6. 대화의 맥을 자주 놓치고, 엉뚱한 소리를 한다는 핀잔을 듣는다.
7. 물건이나 사람 이름이 잘 떠오르지 않는다.
8. 길을 잃은 적이 있다.
9. 계산 능력이 떨어지거나 경제적 개념이 약해졌다.
10. 예전에 잘 다루던 기구의 조작이 서툴러졌다.
11. 성격이 바뀌었다.

12. 예전에 비해 정리정돈을 잘 하지 못하거나 안 한다.
13. 예전과 달리 옷을 상황에 맞게 잘 입지 못한다.
14. 대중교통 이용이 힘들거나 잘 알던 길이 낯설다.
15. 위생 관념이 많이 떨어졌다.

기억력이 많이 떨어졌거나 다른 인지 기능이 약해졌거나 성격이 바뀌었거나 사고나 행동이 굼떠졌거나 다른 사람이 볼 때 사람이 변했다는 느낌을 준다면 치매 검사를 받아보거나 그 전 단계로 설문지 조사를 먼저 해보는 것도 좋다.

다음은 '한국형 치매선별 설문지'를 기본으로 한 내용이다. 병원에서는 주로 보호자를 대상으로 조사하지만 가족이나 자신에 대해 스스로 평가해볼 수 있다.

각 항목의 점수를 아니다 0점, 가끔 또는 조금 그렇다 1점, 자주 또는 많이 그렇다 2점으로 하여 30점 중 총점이 8점을 넘으면 경도인지장애나 치매에 대한 정밀검사를 받아볼 필요가 있다.

경도인지장애는 기억 장애가 주된 증상이며 다른 인지 기능의 장애는 뚜렷하지 않고 비교적 정상으로 유지되는 것이 일반적이다. 건망증은 자연적인 뇌의 노화 과정에 의한 것이고, 치매는 뇌 기능 장애에 의한 것이다. 경도인지장애는 정상 노화와 치매의 중간 단계라고 볼 수 있다. 단순 건망증과 달리 경도인지장애는 동일 연령대나 학습 수준에 비해 기억 장애의 정도가 심한 것이 특징이지만 뚜렷하지 않을 수도 있다. 초기에는 일상생활에 별다른 지장을 주지 않기 때문에 주의하지 않으면 건망증이나 정상으로 진단될 가능성이 높다. 하지만 생활에 영향을 주는 횟수가 잦아지면 치매 검사를 해보는 것이 좋다.

건망증은 기억력 저하 정도가 시간이 지나도 뚜렷하지 않은 반면, 경도인지장애는 6개월에서 1년 사이에서도 기억력 저하가 급격하게 나타날 수도 있다. 빨리 진단을 받지 못하고 지나친다면 치매로 이어질 가능성이 높아진다. 정상인들은 1년에 1~2퍼센트 정도 치매가 발병하는 데 비해 경도인지장애 환자가 치매로 이어질 확률은 매년 10~15퍼센트 정도인 것으로 알려져 있다. 경도인지장애 환자 열 명 중 여덟 명이 6년 내 치매로 이행되었다는 보고도 있다. 따라서 경도인지장애 환자는 치매의 고위험군에 해당된다고 볼 수 있다.

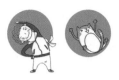

치매는
추억을 잃는 것이다

:

81세 L할머니는 5년 전 기억이 많이 가물거리는 증상으로 모 대학병원에서 치매 전 단계인 경도인지장애 판정을 받고 치료를 받아왔다. 처음 간이정신상태검사 때 22점이던 것이 1년에 약 1점 정도씩 나빠지다가 최근 2~3년 전부터는 3~5점 이상씩 나빠져 현재는 테스트가 곤란한 상태에 이르렀다.

심한 기억 장애로 가족을 제대로 알아보지 못할 때도 있다. 어떤 날은 간단한 대화도 어려울 때가 있으며, 돈 계산은 거의 불가능하고, 집을 찾지 못해 도우미의 도움 없이는 외출을 할 수 없다. 최근 들어 화도 잘 내며 도둑 망상으로 밤새도록 돈을 세고 또 세는 등 잠을 설치는 날이 많고, 그런 다음 날은 섬망 증상이나 귀신이 같이 가자고 한다는 등의 환각 증상을 보이기도 한다. 금방 밥을 먹고도 안 먹었다고 화를 내기도 하고, 사례가 잘 들고, 소변을 실례하는 일도 있다.

우리가 일반적으로 알고 있는 치매의 증상이나 정보는 대개 알츠하이머 치매에 관한 것이다. 치매 중 제일 많기 때문이다. 알츠하이머 치매의 한국인 유병률은 71퍼센트나 된다.(2012년 보건복지부 통계) 치매 환자 열 명 중 일곱 명이 알츠하이머 치매인 셈이다. 그다음으로 많은 치매인 혈관 치매가 17퍼센트이고 이는 열 명 중 약 두 명 정도에 해당된다. 이 둘이 십중팔구로 치매 환자의 대부분을 차지한다. 거의 대부분의 치매가 알츠하이머 치매이고, 약간 색다른 혈관 치매가 조금 있고, 나머지 치매는 별로 많지 않다.

퇴행성 질환은 뇌가 빨리 늙어버리는 것이다. 그 결과 뇌세포가 약해지고 뇌세포가 빨리 사멸하여 뇌의 기능이 나빠지는 것을 퇴행성 치매라고 한다. 가장 흔한 알츠하이머 치매가 여기에 속한다. 이외에 전두측두 치매, 루이체 치매, 파킨슨 치매 등이 있다.

퇴행성 치매의 대표인 알츠하이머 치매는 대체로 기억을 관장하는 측두엽의 해마가 약해지면서 시작된다. 기억이 떨어지기 시작한다.

측두엽의 뒤쪽과 두정엽의 아래쪽으로 이루어진 연합영역으로 병이 진행되면서 언어 장애로 사람 이름이나 단어가 떠오르지 않아 머뭇거리거나 딴말이 튀어나올 수도 있고, 계산이 안되어 경제적 생활이 어려워지고, 지남력이라 할 수 있는 시공간 능력이 감소되어 길을 잃을 수 있다.

머리 앞쪽의 전두엽으로 병이 퍼지면 사고능력이 원만하지 못하고 변화에 적응하지 못해 융통성이 떨어지거나, 일을 제대로 수행하지 못하는 수행기능 장애가 먼저 나타난다. 전두엽 장애가 계속 진행되면 성격의 변화나 이상행동, 정신병적 증상 등이 나타날 수 있고 일상생활이 서툴러지고 행동이 굼뜨거나 대소변을 가리기 힘들어지기도 한다.

기억 장애가 먼저 나타나는 알츠하이머 치매와 달리 전두측두 치매는 전두엽과 측두엽의 앞쪽이 나빠져 주로 전두엽 증상이 먼저 뚜렷하게 나타난다. 의욕이 떨어져 우울해 보이거나 아무것도 하지 않아 정신 나간 사람처럼 보일 수도 있다.

충동 억제가 되지 않아 화나 짜증을 잘 내며 체면치레도 못하는 경우가 많다. 종합적 기능인 기획 기능이 떨어지면 계획을 수립하지 못해 자발적으로 일을 하지 못하고 시켜야만 겨우 시작하게 되고, 판단력과 융통성이 떨어져 나뭇가지 치기를 시키면 아예 나무를 잘라버린다든지 이상하게 자르고, 타인과의 관

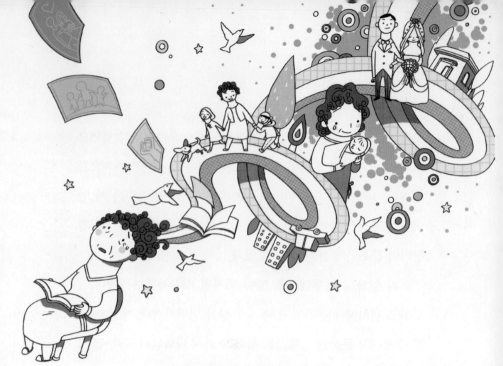

계에서 변화를 수용하지 못해 타협이 되지 않으므로 옹졸해 보일 수도 있다.

때로는 강박증으로 양치질을 계속해서 하고 또 하여 열 번 이상 하는 수도 있다. 전두엽 기능 중 운동 기능은 비교적 정상이다. 측두엽과 두정엽의 기능은 비교적 영향을 덜 받아 기억이나 계산력과 공간인지 기능 등은 상대적으로 양호하여 혼자서도 잘 돌아다니므로 치매로 인식되기까지 시간이 걸리는 경우가 많다.

알츠하이머의 기억 장애 초기에는 새로운 기억을 등록하기가 힘들어 최근에 일어난 일을 기억 못하지만 이미 등록된 추억이나 옛날 기억은 비교적 온전하다. 치매가 진행되면서 회상 능력과 저장 능력이 떨어지면서 오래된 기억이나 더 나아가 소중한 추억도 사라지게 된다.

알츠하이머 치매가 발병되기까지는, 즉 흔히 알아챌 수 있게 겉으로 증상이 드러나기까지는 약 20년 정도의 진행 과정이 있다. 오랜 기간 동안 뇌 속에서 형태적인 변화가 일어나는 것이다. 앞서 얘기했지만 다시 한 번 자세히 살펴보면, 변화의 움직임은 먼저 베타아밀로이드라는 단백질이 세포벽 밖에 쌓이면서 시작된다. 이후 5년쯤 지나면 신경세포 내 미세소관(세포의 틀을 유지시키고 세포 내 소기관이나 물자를 수송하는 통로 역할을 하고 세포 분열시 염색체를 당겨가는 세사로도 역할하고 섬모를 움직이기도 함)의 구조를 단단하게 만들어주는 타우단백이 과인산화되어 미세소관에서 빠져나오면 미세소관이 붕괴되고 구성성분과 타우단백이 뭉쳐 세포내에 찌꺼기를 만들게 된다. 이런 과정이 또 5년쯤 지속되면 뇌 속의 신경세포가 부서지기 시작하고, 세포 손상이 다시 5년쯤 지속되면 기억 장애가 눈에 띄기 시작한다. 기억 장애가 5년쯤 진행되면 치매 환자가 되는 것이다.

역으로 보면 치매가 시작되기 전 약 5년간 기억 장애가 나타나는 기간은 경도인지장애로 볼 수 있다. 경도인지장애는 초기의 주관적 경도인지장애와 후기의 객관적 경도인지장애로 나누기도 한다. 이 기간 동안 뇌세포 파괴가 누적되고 기억력 저하가 심해지면서 기억 장애가 나타난다.

경도인지장애가 나타나기 약 5년 전부터 뇌세포가 많이 파괴되기 시작한다. 이 기간을 굳이 말하자면 건망증이 증가되는 시기, 또는 기억력 저하가 시작되는 시기라고 볼 수 있다. 때로는 주관적 경도인지장애와 구분이 안 될 수도 있다. 뇌 속에서는 이미 변화가 일어나고 있지만 이를 알아채기란 쉽지 않다. 혹 진단기법이 발달하여 뇌 속의 변화를 알게 된다고 해도 뚜렷한 치료법이 아직은 보이지 않는다. 하지만 건망증으로 놀라서 적극적인 예방 노력은 할 수 있으므로 어느 정도 진행을 늦출 수는 있다. 그럼에도 인지 기능 개선제를 선택하기에는 다소 이른 시점이다.

뇌세포의 파괴가 시작되기 전 5~10년간의 기간, 즉 베타아밀로이드가 쌓이기 시작한 지 10년 이내이고, 타우단백질이 변하기 시작한 지 5년 이내에는 대체로 눈에 띄는 별다른 증상이 없다. 증상도 없고 검사도 되지 않고 추측만 가능할 뿐이다. 하지만 아이러니하게도 이때부터 적극적인 예방 노력과 치료가 필요하다. 절대로 놓쳐서는 안 되는 시기이다.

이 시기에 꼭 필요한 치매 예방 약제로 베타아밀로이드를 없애거나 타우단백질 과인산화를 방지할 수 있는 약이 있다면 좋겠지만 아직까지 뚜렷한 효과가 입증된 약은 없다. 더구나 느낌도 없는데 진단조차 명확하지 않은 상황에서 치료를 시작하기도 어렵다.

결론적으로 보면, 이 시점에서는 뚜렷한 증상도 없고 치료 혹은 예방할 수 있는 약도 없는 상황이다. 또한 치매도 먼 훗날의 일이거나 남의 일처럼 느껴질 수도 있다. 하지만 이때부터 예방적인 삶을 살아야 한다. 그리고 아직 입증된 약은 없더라도 베타아밀로이드를 없애거나 과인산화를 방지할 수 있는 약이 필요해지는 시점이기도 하다.

정리하자면 알츠하이머 치매를 정확하게 진단하면 일정 기간 인지 기능 개선제로 증상이 다소 호전될 수 있지만 알츠하이머 치매로 변해가는 단계를 멈추지는 못한다. 병든 뇌세포를 치료하거나 재활시킬 수 있는 방법을 아직 찾지 못했으니 말이다. 그래서 치매는 무엇보다 예방이 중요하다. 건망증이 심해지는 경우 정상일 수도 있지만 치매로 변해가고 있는 과정일 수도 있으므로 적극적인 예방 노력이 필요하다. 설령 그것이 정상적인 노화의 과정에 있었다고 해도 말이다.

알츠하이머 치매 초기에는 기억 장애를 먼저 보이는데, 예를 들면 지난주에 있었던 가족의 생일을 기억하지 못하는 식이다. 당신의 생일파티를 하지 않았느냐고 단서를 주어도 기억해내지 못하는 경우가 많다. 언어 장애는 사람이나 물건의 이름이 떠오르지 않거나 모르게 되고, 뜻을 이해하지 못하는 증상으로 시작한다. 당연히 이해력도 떨어지고 말에 조리가 없으며 대화가 겉돌 수밖에 없다.

계산을 하지 못해 장을 보거나 경제생활을 하기가 힘들어지고, 시간 개념이 없어져서 오늘이 몇 월 며칠이고, 무슨 요일이고, 몇 년도인지 모를 때가 많다. 장소에 대한 지남력은 그런대로 유지되지만 익숙한 길도 가끔 혼동하여 집을 못 찾는다.

가까운 사람인데도 못 알아볼 때가 있으며, 판단력이 떨어지고 문제해결능력도 떨어진다. 가벼운 일상생활은 혼자서 가능할 수도 있지만 직장생활이나 사회생활은 점점 불가능해진다.

중기 치매로 넘어가면 최근기억 장애가 더욱 심해져서 조금 전에 일어난 일도 잊어버리는 경우가 많다. 좀 전에 밥을 먹은 사실이 기억나지 않아서 밥을 안 먹었다고 하는 경우를 쉽게 볼 수 있으며, 때로는 이를 닦은 기억이 남아 있지 않아서 하루에 몇 번씩 이를 닦기도 한다.

과거의 기억도 반복적으로 자주 하던 일들만 부분적이고 피상적으로 기억해 매일 해오던 일상생활이나 옷을 입는 것조차 서툴러진다. 식사, 세면, 목욕은 물론 화장실에 갈 때에도 도움을 필요로 하며, 대화도 단조로워진다.

시간에 대한 지남력은 거의 상실되어 계절조차 모르는 경우가 대부분이며, 장소에 대한 지남력도 많이 떨어져서 익숙한 길도 낯설게 느껴지고 혼자서 밖에 나가는 것이 거의 불가능하다.

사람에 대한 기억도 줄어들어 가까운 친지의 얼굴도 잊어버리고, 손자가 누군지 모르는 경우도 생긴다. 사랑하는 가족과 소중한 추억마저 사라져버리는 서글픈 현실과 마주해야 하는 것이다.

무엇보다 전두엽 장애 증상이 심해지면서 일상생활 능력은 더욱 나빠지고 문제행동과 신경정신적 증상도 심해진다. 밤에 잠을 자지 않고 서성이거나, 화를 잘 내거나, 충동적으로 행동하거나, 말이 거칠어지거나, 불안해하거나, 초조해하거나, 여러 가지 자극에 반응하지 않고 무덤덤하거나, 의지가 없어지고 우울해 보이기도 한다.

다른 사람이 자신의 물건을 훔쳐간다며 자꾸 물건을 감추는 도둑망상이나, 자신을 헤치려 한다고 생각하는 피해망상, 헛것이 보이는 환각 등의 정신병적인 증상도 나타나기 시작한다. 결국 다른 사람의 도움 없이는 일상생활이 불가능한 상황이 되고 마는 것이다.

말기 치매로 접어들면 시간과 장소에 대한 지남력은 완전히 없어지고, 사람에 대해서도 배우자나 자식 정도만 겨우 알아보다가 시간이 지나면 그마저도 못 알아보는 상황이 온다. 거울에 비친 자신의 모습도 모르고 가상과 현실 세계도 분간하기 어렵다. 인지능력 상실은 물론 완전히 다른 사람이 되어버리는 것이다.

뇌 기능과 기력이 떨어져서 대체로 누워서 생활하는 시간이 많아지고, 문제행동의 강도가 약해져 오히려 간병하기에 수월한 면도 있다. 하지만 대소변을 받아내야 하고 음식을 먹여주어야 하는 등 일상생활 전부를 자력으로 하지 못하는 어려움이 있다. 방금 한 일도 기억나지 않아 무슨 행위를 하는지 의식하지 못하는 경우가 많으며, 말귀를 알아듣지 못하고, 의사 표현도 제대로 하지 못하여 본능적인 욕구 표현으로 의미를 알 수 없는 이상한 소리를 내기도 한다. 환자와 가족 모두 담담하게 받아들이기 어려운 상황이다.

그렇다면 치료에는 어떤 방법이 있을까? 알츠하이머 치매는 신경전달물질인 아세틸콜린이 부족하다. 아세틸콜린을 분해하는 효소를 억압하면 이 물질의 부족 현상이 줄어들어 신경전달이 개선되고 이로 인해 인지 기능 등의 뇌 기능이 좋아지는 것을 기대할 수 있다. 또한 자극받은 뇌세포의 기능이 활성화되므로 진행을 조금 늦추는 효과도 있다. 즉 증상이 다소 호전되고 치매 악화도 조금 연기되는 효과가 있는 것이다. 다만 효과가 눈에 띌 만큼 나타나지 않을 수도 있고, 때로는 예방이나 지연 효과보다 치매가 악화되는 속도가 빨라서 약의 효력이 없어 보일 수도 있다.

가장 확실한 치료는 예방이다. 치매를 예방하는 생활습관이 곧 치매 치료의 시작이다. 특히 혈관 질환을 예방하기 위한 노력이 중요하다. 혈관 치매는 물론 퇴행성 치매인 알츠하이머 치매도 뇌혈류순환 장애의 영향을 많이 받기 때문이다.

이미 치매로 진행되었다면 약물 치료로 진행을 어느 정도 늦출 수는 있어도 본질적인 치료는 매우 어렵다. 그럼에도 뇌 기능 호전을 위한 치료나 나쁜 치매에 대한 정신신경치료 등 보호자나 환자를 편하게 하는 치료는 매우 중요하며, 아무런 약물 치료도 하지 않는 것보다 다양한 방법을 시도하는 것이 훨씬 의미 있다.

치매 치료는 인지 기능을 호전시키고 문제행동을 치료하며 치매의 진행 속도를 늦추는 데 있다. 인지 기능의 개선을 위한 약물 치료, 문제행동에 대한 약물 치료와 비약물적 요법이 있다. 좀 더 근본적인 접근법으로는 줄기세포치료, 병리적인 베타아밀로이드에 대한 백신 개발과 이런 아밀로이드를 생성시키는 효소에 대한 억제제, 그리고 과인산화 된 타우단백을 탈 인산화시키는 약제 등이 있다. 백신 개발은 현실적인 어려움이 많고, 다른 방법도 뚜렷한 성과가 없으며, 줄기세포 치료에 많은 관심이 쏠려 있는 실정이다.

치매는 대부분 진행되어 중기 또는 말기에 진단받아 불치병으로 치부해버리는 경우가 많다. 하지만 초기에 발견하거나 경도인지장애부터, 아니 그전부터 치매에 대한 예방적인 노력을 하면 치매 발병을 늦출 수 있으며 병의 진행도 늦출 수 있다. 치매에 있어 치료나 예방적인 노력은 별 차이가 없다. 또한 약물의 도움으로 약간의 인지 기능 호전도 기대할 수 있다. 하지만 이러한 노력에도 불구하고 뇌는 시간과 더불어 점점 노화가 진행된다.

약물을 포함한 예방적인 노력으로 치매의 진행 속도를 조금 늦출 수는 있어도 더 이상 진행을 막기에는 어려움이 있다.

한의학적인 치료는 조금 다를 수 있다. 앞서도 말했듯이 한의학의 특징은 일률적인 틀이 없다. 총론은 있지만 각론은 없는 경우가 많다. 전략은 있지만 전술은 전투 지휘자에게 위임한다. 즉 치료 원칙은 있지만 치료는 치료자의 주관적 판단에 맡긴다. 치매는 크게 보면 늙어가면서 얻는 병이다. 많이 늙는 것을 신이 허해졌다고 하며, 특히 신정腎精이 부족해졌다고 한다.

타고나기를 불량품으로 만들어진 경우를 품부부족禀賦不足(적게 타고남)이라 하고, 이를 선천지정先天之精(타고난 체력)이 부족하다고 한다. 사람마다 생활방식에 따라 늙어가는 속도가 다른 것은 후천지정後天之精(살면서 얻는 체력)을 잘못 관리했기 때문이다. 따라서 치료의 기본은 보신補腎이다.

오만과 게으름이
치매를 부른다

어릴 적부터 우리 병원의 단골 환자였던 26세 H군은 제대 후 두통이 심해서 어머니와 함께 병원을 찾았는데, 모든 행동이나 사고가 예전과는 많이 달라져 있었다. 화를 잘 내고 고집스럽고 의사소통이 제대로 안 되며 어린아이로 퇴행된 상태였다. 조심스럽게 어머니에게 치매 가능성이 있다고 하자 울면서 모 대학병원에서 혈관 치매 진단을 받았고, 현재 뇌의 상태가 70대 노인의 상태라며 약을 먹고 있다고 했다. 한약 치료를 병행하자고 권유하여 치료를 시작했다.

다행히 병행 치료를 시작한 지 약 한 달 만에 놀랍게 호전되었다. 이후 제주 올레길에서 자신의 미래를 설계하며 혼자 여행 중이라는 소식이 들려왔다. 계속 한약을 복용하도록 권했으나 그 이후로는 한약 처방을 해달라고 하지 않았다. 양약으로 치료하는 줄 알고 감기나 두통으로 병원을 찾으면 그냥 치료만 해주었다.

1년 이상 지난 어느 날 두통이 심해졌다고 찾아왔는데 살펴보니 치매 증세가 악화되어 있었다. 다시 약을 복용하자 다행히 증세 호전이 있었다. 함 군의 어머니에게 왜 계속 한약을 먹이지 않았는지 물었더니 아무 약도 먹지 않겠다고 고집을 부리고 화를 많이 내어 그동안 양약도 한약도 먹이지 못했단다.

이런 현상은 전두엽의 손상으로 충동제어가 잘 안되어 화를 잘 내고 종합적 사고와 융통성이 떨어져 고집이 세진 결과로 볼 수 있다.

또 다른 환자의 사례를 보자. 그렇게 술을 마시고도 간이 무사할지 걱정될 정도로 술을 마시는 50대 중반의 남성이 있었다. 중소기업을 운영하던 이 남성은 사업상의 이유로 거의 매일 술을 마시며 늘 식사 겸 안주로 고기나 기름진 음식을 먹었다. 그의 건강이 걱정되어 큰 병원에 가서 검진을 받아볼 것을 권했다. 그렇게 술을 마시고 운동이라고는 숨쉬기 운동밖에 안 하니 몸이 정상일 리가 없었다. 건강검진에서 콜레스테롤 수치가 높게 나와 음식 조절과 운동을 권유했지만 그저 몸에 좋다는 이런 저런 영양제와 건강보조식품을 잔뜩 먹는 것으로 대신했다.

술과 기름진 음식을 많이 먹어도 온갖 좋은 약으로 해독을 하니까 걱정 없다고 큰소리치는 그에게 단호하게 말했다. 아무리 강한 강철이라도 계속 스트레스를 가하면 한순간에 부러지는 것처럼 계속 술과 기름진 안주를 달고 살다가는 큰일 날 수 있

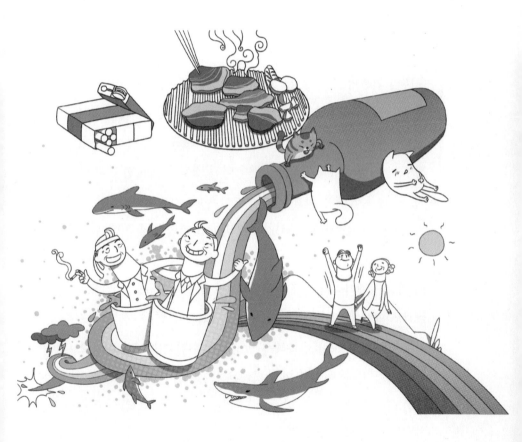

으니 정신 차리라고.

그로부터 몇 년 후, 결국 그는 혈관 치매 진단을 받았다.

혈관 치매는 혈관이 나빠져 그 혈관을 통해 영양분과 산소를 공급받아 활동해오던 뇌세포가 망가지는 경우이다. 사람이 살아가려면 밥도 먹어야 하고 숨도 쉬어야 한다. 뇌세포가 살아가는 데도 충분한 영양과 물과 산소가 필요하다. 이런 것들은 혈관을 통해서 공급받는다. 뇌세포가 만들어낸 찌꺼기도 혈관을 통해 치워진다.

만일 혈관이 막혀 영양소 공급이 안 되어 뇌세포가 굶어 죽거나 혈관이 터져서 혈액이 뇌세포를 덮치면, 흘러나온 혈액과 뇌세포는 파괴되고 만다. 혈관이 막혀서 뇌세포가 굶어 죽게 된 경우를 '뇌경색'이라 하고, 혈관이 터진 경우를 '뇌출혈'이라 하며, 이 둘을 합하여 '뇌졸중' 또는 '중풍'이라 한다.

반복되는 뇌경색으로 뇌 기능을 많이 잃으면 결국 치매에 이르게 된다. 뇌출혈과 뇌경색의 경우 발생 부위와 정도에 따라 뇌 기능 장애가 다양하게 나타난다. 치매는 뇌출혈에 의한 경우보다 뇌경색에 의한 경우가 훨씬 많다. 뇌출혈보다 뇌경색이 더 자주 일어나고 또한 반복해서 발생되기 쉬워 치매에까지 이르는 경우가 많다. 이러한 혈관 치매는 서양인에 비해 동양인에게 많이 나타난다.

뇌는 사람 몸무게의 2퍼센트 정도 크기지만 심박출량의 20퍼센트 정도를 사용할 정도로 활동량이 매우 큰 조직이다. 즉 혈액 공급이 부족하면 바로 뇌가 상처를 입을 수 있다는 이야기이다. 뇌세포는 한 번 기능이 떨어지면 회복하기 어려워 치매로 인해 동반되는 증상을 최대한 지연시키는 것이 최선이다.

혈관 치매는 혈관이 병들어 그 혈관의 혈액 공급에 의해 살아가던 뇌세포가 손상되면서 발생하는데, 큰 동맥이 병드는 경우도 있고 작은 동맥이 병드는 경우도 있다. 뇌의 큰 동맥이 막히는 경우는 주로 심장이나 혈관에서 떨어져 나온 혈전이 머리로 흘러들면서 발생한다.

큰 동맥이 막히면 그 동맥의 혈액 공급으로 활동하던 뇌세포가 손상되고, 손상된 뇌세포의 기능 상실로 인해 갑자기 신경 증상이나 중풍 증상이 나타난다. 물론 회복이 되기도 하지만 이런 일이 반복적으로 일어나면 치매로 이어질 수 있으며, 이런 치매를 다발성뇌경색 치매라고 한다.

흔히 콜레스테롤 수치가 높으면 좋지 않다고 말한다. 그 이유는 콜레스테롤이 높으면 동맥의 내피 아래층에 콜레스테롤 등이 뭉쳐져 덩어리를 형성하는데, 죽종이라고 불리는 이런 덩어리들이 쌓이면 혈관을 좁아지게 만들기 때문이다. 혈관의 내부가 죽종으로 좁아지면 혈액이 좁아진 부위를 통과하면서 와류가 발생한다.

와류는 힘이 세기 때문에 죽종 부위의 약한 내피 벽에 상처를 잘 일으키고, 터진 내피를 통해 죽종을 이루는 콜레스테롤 등이 혈관 내부로 흘러나오면서 혈관을 막는다. 이로 인해 작은 동맥이 잘 막히는 것이다. 이렇게 아주 작은 동맥이 막히면 손상되는 뇌가 적어서 특별한 증상이 없는 경우가 많지만 반복적으로 발생하여 누적되면 치매가 될 수 있다. 이런 치매를 피질하혈관 치매라고 한다. 전두엽 장애 증상이 나타나는 피질하혈관 치매는 서서히 진행되므로 알츠하이머 치매와 구별하기 힘든 경우도 있다.

이와 달리 다발성경색 치매는 대체로 몇 차례 혈관이 막히면 중요한 인지 기능이 손상되면서 치매 증상이 나타나는데, 앞머리 쪽이 손상되면 무엇을 하고자 하는 충동이 일지 않거나, 충동을 조절하지 못하거나, 이런 과정으로 생긴 목표를 달성하거나 수행하지 못한다.

옆머리 중 좌측 뇌가 손상되면 실어증과 계산력 장애가 생긴다. 우측 뇌가 손상되면 시공간 능력 이상으로 공간적인 감각을 상실하거나, 눈에 잘 보이는데도 물건을 제 위치에 두지 못한다.

피질하혈관 치매는 머리의 안쪽 백질에 아주 작은 열공성 뇌경색이 계속 생기면서 서서히 치매로 진행된다. 하나의 경색으로는 손상되는 부위가 적어 뚜렷한 뇌경색 증상이 없을 수 있지만 평소와 달리 머리가 아프거나 무겁거나 어찔하거나 피곤한 증상이 지나갈 수도 있다. 또한 증상이 조금씩 나빠지므로 알츠하이머 치매와 구분이 어려울 때가 많다. 대부분의 경우 초기에는 기억 장애가 알츠하이머 치매보다 심하지 않다.

피질 아래층의 백질은 신경섬유가 지나가는 곳이고 운동을 조절하는 신경핵과 시상이 있는 곳이다. 이런 신경섬유가 손상되면 정보가 원만히 교환되지 않아 여러 가지 증상이 나타난다. 정신운동이 느려져 둔해 보이거나 우울해 보일 수 있으며, 참는 자극이 전달되지 않으면 쉽게 화를 낼 수도 있고, 화를 내는 자극이 전달되지 않으면 화가 줄어들어 성격이 바뀐 것처럼 보일 수도 있다.

이런 반응도 대개 느린 편이다. 뒤죽박죽된 정보로 문제행동을 일으키거나 신경증상과 정신증상이 나타나기도 한다. 신경섬유의 손상 위치에 따라서 음식을 삼키기가 곤란하고, 말을 내뱉기 힘들며, 사레가 잘 들거나 침을 흘리는 증세가 나타날 수도 있다.

때로는 걷기가 불편하고, 자세가 불안정하며, 반복적으로 넘어지고, 움직이지 않고 가만히 있을 때 손이 떨리거나, 근육이 뻣뻣하고, 얼굴 근육이 마비되거나, 소변 실수 등이 동반되기도 한다.

혈관 치매는 주로 혈관질환이나 혈전 또는 혈관 내 찌꺼기에 의해 발생한다. 유전 질환으로 오는 경우도 있지만 대부분은 잘

못된 식습관과 생활습관의 산물이라 볼 수 있다. 담배를 피우거나, 오랜 기간 과도한 스트레스를 받으면 뇌 건강에 악영향을 끼칠 수밖에 없다. 비만과 당뇨, 고지혈증을 관리하지 못해 동맥경화증이 생기거나, 고혈압을 철저히 관리하지 않거나, 몸을 덜 움직이는 게으른 생활을 하면 혈관 치매에 걸릴 가능성이 훨씬 높아진다. 그러니 자신의 몸을 함부로 하거나 방치하지 말고 부지런히 아끼고 사랑하자.

심장에서 머리로 혈액이 공급되는 통로인 심장이나 동맥에 혈전이 생기거나, 동맥경화나 죽상동맥경화가 있으면 뇌경색이 잘 생길 수 있다. 혈전이 떨어져서 돌아다니다가 뇌혈관을 막을 수도 있고, 뇌혈관이 죽상동맥경화로 좁아져 있는데 혈관 내피가 찢어져서 기름 덩어리가 흘러나오거나 혈관 내벽의 찌꺼기가 혈관을 막을 수도 있기 때문이다.

또한 동맥경화나 동맥류 등으로 혈관 벽이 약하면서 혈압이 높으면 뇌출혈이 발생할 가능성이 높아진다. 이런 뇌경색과 뇌출혈이 혈관 치매의 주된 원인이 된다.

출혈에 의한 경우도 있지만 대부분의 경우는 혈관이 막혀서 오는 경색이 원인이다. 경동맥, 특히 내경동맥이나 척추동맥에 찌꺼기가 많거나 좁아진 경우나 뇌동맥 기형이나 뇌동맥이 좁아져 있는 경우도 있다. 혹은 고지혈증, 고혈당, 비만, 고혈압이 있는 경우 세월이 흐르면서 뇌혈관 질환이 심해지고 혈관 치매로 갈 수도 있다.

　비만은 혈관 질환의 근본적인 원인이 된다. 약간 부족한 듯 먹고 운동을 규칙적으로 하고 자주 움직이는 것이 좋다. 담배를 끊고 과음을 삼가야 한다. 고혈당, 고지혈증, 고혈압 관리를 철저히 하고 심장병이나 동맥경화를 예방해야 하며 혈전 방지를 위한 노력도 필요하다. 뇌에 혈액이 잘 돌고 뇌세포와 순환이 잘 되면 혈관 치매는 물론 퇴행성 치매 예방에도 도움이 되기 때문이다.

　혈관 치매는 초기에 치료를 받으면 더 이상 진행되는 것을 막을 수 있으며, 완치하기는 어려워도 상당한 회복이 가능하다. 평소 뇌혈관 질환이 발생하지 않게 노력하면 충분히 예방할 수도 있다.

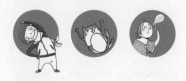

치매도
말짱하게 고칠 수 있다

⋮

75세 K할머니는 평소 무릎 수술로 인해 걷기가 불편한 것 말고는 비교적 건강한 편이었는데, 6개월 전부터 다리가 많이 불편해져서 활동과 바깥 출입이 힘들어졌다. 누워서 지내는 시간이 많아지고, 평소와 달리 화를 내거나 성격이 급해져서 가족들이 이상하다고 생각했다. 소변을 실례하는 일도 잦아지고 혼자서 걷기도 힘들고 남편이 와도 누워서 바라만 보는 경우가 대부분이었다. 기억도 많이 나빠지고 남편을 몰라보는 경우까지 몇 번 있었다.

병원 검사 결과 뇌실이 커진 수두증 치매였다. 수술 날짜를 받은 상태에서 수술 전에 체력을 회복하고자 한약을 지으러 오셨기에 치매 예방 치료약을 지어드렸다. 약 한 달 가까이 약을 드시고는 증상이 많이 호전되었다며 좋아하셨다. 더욱 반가운 일은 수술 전 비교 검사를 했는데 수두증이 사라져서 수술받을 필요가 없어진 것이다.

두 달 정도 약을 더 드시니 모든 증상이 호전되어서 약을 중단했는데, 그로부터 1년 후 그전에 수두증이 시작될 때처럼 몸을 가누기 힘들고 걷기도 힘들다고 찾아오셨다. 다행히 다시 약을 드시고는 증상이 호전되었다.

증상이 호전되어도 약을 계속 복용하지 않으면 재발할 수도 있음을 보여주는 사례이다. 이 환자는 뇌실과 복강을 연결하는 도관을 삽입하는 수술로 완치가 가능했지만 수술을 싫어해 한약으로 효과를 보았다. 이 외에도 이런저런 이유로 호전되는 경우들이 있다.

7년 전 집안에 안 좋은 일이 생겨서 충격을 받고 쓰러졌던 76세 박기춘 할머니는 다행히 바로 깨어나긴 했지만 뇌경색 판정을 받았고 말이 어눌해지는 증상을 보였다. 그러다가 4년 전에 또 다시 뇌경색으로 쓰러졌다. 두 번째는 회복도 느렸지만 후유증이 많이 생겼다. 기억력이 급격히 떨어지고 집을 못 찾아오는 등의 이상 증상을 보이면서 결국 치매 진단을 받았다.

이후 뇌경색에 대한 약과 치매 약을 꾸준히 복용하고, 재활치료와 운동도 열심히 하면서 서서히 심신의 안정을 되찾았다. 작년부터 기억력도 다소 호전되고 집을 못 찾아오는 일도 없어져서 최근 다시 MRI 검사와 치매 검사를 받아보니 많이 좋아졌다고 한다.

대부분의 치매 환자는 시간이 흐를수록 증상이 점점 악화되는 편이다. 일반적으로 치매 치료가 진행 속도를 늦추는 것 외에는 별다른 치료 방법이 없다고 알려진 것과 달리, 이 환자는 오히려 상태가 상당히 호전되었는데, 뭔가 특별한 약을 복용한 것일까? 해답은 치매의 발생 원인에 있다.

이 환자는 뇌경색에 의한 혈관 치매였다. 뇌경색은 발병 부위에 따라서 증상이 조금씩 다른데, 운동 마비나 감각 마비 증상이 겉으로 드러나는 대표적인 증상이지만 기억 등의 중요한 인지 기능을 담당하는 영역이 손상되면 그에 따른 다양한 증상이 생긴다.

이 환자의 경우처럼 뇌경색 후유증으로 인한 혈관 치매는 뇌세포가 점점 약해지는 퇴행성 치매와 달리 남아 있는 뇌세포들이 비교적 건강하기 때문에 노력 여하에 따라서 치매의 진행이 멈추거나 일정 기간 동안 어느 정도 좋아질 수 있다.

때로는 뇌수두증, 뇌종양, 경막하출혈 등으로 인해 치매의 증상이 나타나는 경우 원인치료로 완치되는 경우도 있다.

아내와 함께 핸드폰 가게를 운영하는 63세 김우현 씨는 스마트폰 조작은 물론이고 가전제품이나 온갖 기기들을 잘 다뤄서 맥가이버로 불렸다. 고장이 난 물건이나 새로 구입한 기기의 작동법을 모르면 그가 나서서 맥가이버처럼 해결사 역할을 해주었다.

그런데 언제부터인가 실수가 잦아지고 조금씩 기기 작동에 어려움을 겪더니 이제는 스마트폰조차 전화를 걸고 받는 것 외에는 거의 사용을 하지 않고 있다. 심지어 손님에게 실수를 하는 경우도 생겼다.

그의 가족들은 몇 년 전 그가 보증을 잘못 서는 바람에 빚을 많이 지면서 이상 증상이 생긴 것 같다고 했다. 평소 마음이 여려서 화도 잘 안 내고 속마음도 잘 표현하지 못하는 편인데, 요즘 들어 말수도 확연히 줄어들고 혼자 멍하게 앉아 있는 시간이 길어졌다. 이전의 활발하고 늘 에너지가 넘치던 그의 모습은 볼 수 없었다.

그렇다면 스트레스나 우울증으로 인해서도 치매가 올 수 있을까?

스트레스나 우울증이 오래 지속되면 뇌 건강에 나쁜 영향을 미친다. 적당한 스트레스나 적당한 긴장은 삶을 더 단단하게 하고 현대인을 오래 살게 하는 이유가 되기도 하지만, 심하게 오래 앓는 경우 치매의 발병 가능성이 높아질 수 있다.

스트레스는 활성산소를 증가시켜 뇌세포를 약하게 만든다. 스트레스에 대항하기 위해서는 미세소관을 통해 세포 내 물질을 많이 이동시켜야 한다. 에너지 소비가 늘고 타우단백이 과인산화된다. 또한 교감신경을 과도하게 흥분시켜 뇌혈관의 수축을 일으키고 이로 인해 혈류 순환이 줄어들게 된다. 혈류순환 장애는 결국 뇌세포를 약하게 만들고 장기간 이어지면 치매에까지 이를 수 있다. 또 다른 이유는 스트레스에 순응하여 생존하기 위해 자식작용自食作用(Autophagy-노화된 구조물을 새것으로 바꾸거나, 기아 등으로 에너지원이 부족할 때 세포 내 구조물을 탐식하고 녹여 재사용하는 것)이 과하게 일어나 뇌가 약해진다.

우울증도 가볍고 짧게 지나가면 아픈 뒤 몸이 상쾌해지는 것처럼 기분이 더욱 좋아지므로 약간의 우울감이 꼭 나쁘다고 할수는 없다. 하지만 장기간의 심한 우울증은 치매를 일으킬 수 있다. 우울한 기분으로 활력이 줄어들면 식욕이 줄어들고, 식사량의 부족은 에너지 생산을 줄여 기분이 더욱 가라앉게 되는 악순환으로 이어진다.

오래 방치하면 영양 부족으로 혈류가 느려지고, 영양 부족은 뇌세포의 부종을 일으켜 뇌세포의 수명을 단축시킨다. 피의 흐름이 느려지면 혈전이나 찌꺼기가 많이 엉길 수 있으므로 결국 그로 인해 치매가 생길 수 있다.

배우자를 잃는 등의 심한 상실감이나 건강 악화, 경제적 궁핍으로 해결의 방도가 보이지 않는 경우 극심한 스트레스와 함께 우울증이 오기 쉽다. 나이가 들며 쉽게 기분이 가라앉고 젊었을 때만큼 에너지가 충분하지 않으므로 점점 나락으로 빠져들면서 노인성우울증이 된다. 이런 경우 매사에 귀찮아하거나 죽고 싶다는 말을 자주 하지만 슬프다는 말은 쉽게 하지 않는다.

우울하니 식욕이 떨어지고 소화가 안 되어 점점 더 무기력해지면서 기억 장애, 언어 장애, 지남력 등의 인지 기능이 점점 약해진다. 무기력하여 만사 귀찮아하고 화조차 내지 않는다. 가족과의 대화도 귀찮아하고 외출을 하거나 다른 사람들을 만나는 것도 싫어한다.

노인성 우울증은 초기 치매와 달리 검사를 거부하거나 질문이 귀찮아 모른다고 대답해버리는 경우가 많아서 진단이 어려울 수도 있다. 집중력과 판단력, 융통성이 떨어지고, 하던 일을 마무리하지 못한다. 상태가 악화되면 망상과 환각 등 정신병 증상도 보인다.

겉으로 보기에 치매와 증상이 유사해 보여서 이를 가성 치매라고도 하는데, 치매와 다른 점은 갑자기 발병하고 진찰이나 치료를 거부하며, 아직 뇌의 노화가 치매만큼 심하지 않으므로 대부분 치료로 충분히 회복되어 발병하기 전과 비슷한 상태로 돌아갈 수 있는 가역성 질환이라는 것이다.

이밖에 퇴행성 치매와 혈관 치매 외에 기타 치매는 감염이나 독작용을 일으켜 뇌세포를 직접 파괴하거나 물리적 압박으로 뇌 기능이 떨어지거나 영양 부족, 약물, 뇌 충격에 의한 뇌 기능 장애 등으로 인해 발생한다.

베르니케뇌증처럼 비타민 B1, 즉 티아민 부족으로 오는 경우, 뇌전증에 의한 경우, 노인에게 신경안정제 수면제 등에 의한 경우, 뇌진탕이나 뇌좌상 등으로 뇌를 다친 경우, 일산화탄소 중독의 후유증으로 발생할 수 있다. 이중 많은 경우가 치료로 나아질 수 있다.

한편 한의학에서는 치매를 또 다른 관점으로 이해한다. 넓은 의미에서 치매는 풍風에 속하며, 풍은 신경학적 증상이다. 중풍中風은 현대의학 용어로 뇌졸중이라 한다. 감기를 감모라고도 하지만 상풍傷風 또는 중풍이라는 말을 사용하기도 한다. 감기도 자율신경실조증의 증상이 포함되어 있으므로 일종의 풍이다.

풍이 발생하는 경로는 많지만 대부분 스트레스에서 시작된다. 여기서 스트레스는 정신적 스트레스만을 의미하는 것이 아니라, 신체적 스트레스를 포함한 우리 몸의 항상성이 흐트러진 경우를 모두 포함한다.

전세일 교수님이 칼럼을 통해 "의醫는 하나요, 학學은 여럿이요, 술術은 수만 가지가 넘는다"라는 말씀을 하셨다. 치매醫 역시 하나이고 치매醫, 病를 인식하는 학문은 물론 현대 의학적 인식이 중요하지만, 한의학적 인식도 때로는 도움이 된다. 인식에 따른 술術, 즉 치료법은 다양하다.

한의학에서 알츠하이머 치매와 같은 퇴행성 치매는 신腎이 약해져 가는 것으로 보아 보신補腎을 기본으로 한다. 신腎에는 신장, 방광, 성기 등의 비뇨생식기와 뇌, 골수, 머리카락, 내분비 기관 등이 포함된다. 뇌의 퇴행성 질환은 신이 약해지는 것이다. 보하는 것은 뇌세포를 재활시키는 것이며, 치매 치료나 예방에도 필요하다.

치매의 치료약으로 주로 쓰이는 인지 기능 개선제는 신경전달물질의 부족 현상을 치료하는 것이지만, 한의학에서 보하는 것은 뇌세포의 체력 회복을 목표로 한다. 체력이 회복되면 신경전달물질도 증가하기 때문이다.

혈관 치매는 어혈瘀血이나 혈허血虛로 인해 발생한다고 본다. 보신과 함께 파혈破血과 보혈補血을 한다. 파혈은 혈전용해를 시키는 것이고 보혈은 혈액순환이 잘 되어 뇌에 좋은 성분을 공급하게 만드는 것이다. 현대의학 치료와 비슷하다.

이외에 습, 담, 열, 풍을 치료하기도 한다. 일종의 염증, 독소, 과민성, 신경의 과흥분을 치료하는 것이다.

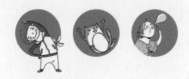

치매인가,
아닌가

:
:

56세 여성 사업가인 A씨는 부모님 두 분이 다 치매로 돌아가셨다. 어려서부터 남다르게 총명하다고 어른들께 칭찬받으며 자랐고, 학교에서도 반장을 도맡다시피 해왔다. 자립심이 강한 편이어서 결혼 후에도 남편을 도와 열심히 내조하며 경제활동을 해왔다. 지칠 줄 모르는 왕성한 의욕으로 주변 친구나 지인들이 혀를 내두를 정도로 열심히 살아왔다. 집중력이 좋고 추진력이 뛰어나 무슨 일이든 자신감 있게 성취해냈다.

하지만 당당해 보이는 겉모습과는 달리 사업을 하면서 자금 압박 등으로 겪는 긴장감이 심했다. 그러던 중 약 8년 전부터 머리가 깨질 듯이 아프고 사레가 자주 드는데, 사레 때문에 기침을 할 때마다 견딜 수 없을 정도로 머리가 아파서 대학병원에 입원한 적도 있었다. 입원해 있으면서 MRI 등 검사를 다 해봤지만 정상이었고, 과로로 인한 것이니 휴식을 취하라는 얘기만 들었다. 일주일 동안 아무도 만나지 않고 일도 안하고 전화도 끊고 휴식을 취했더니 다행히 두통도 나아졌다.

그 이후 건강을 위해 매주 토요일마다 5시간 이상 벅찬 등산을 2년간 해오면서 두통이 많이 좋아졌다. 그래도 오후 6시 정도만 되면 머리가 딱딱한 석회석처럼 되는 느낌이어서 6시 이후에는 무조건 휴식을 취했다. 지금은 많이 좋아졌지만, 가끔 단어가 생각이 안 나거나 말이 좀 어눌해지고, 때로는 어제 점심을 같이 한 사람이 누군지 생각이 안 나기도 하고, 회사에서 직원들이 예전 일을 얘기하면 머리가 하얘지면서 전혀 생각나지 않는 경우도 있다.

또한 아주 작은 일도 이렇게 해야 할지 저렇게 해야 할지 결정을 못하는 경우도 있다. 예를 들면 버스를 탈까 전철을 탈까, 아니면 택시를 탈까. 이런 사소한 일도 잘 결정하지 못하는 심각한 경우도 있었다. 불안한 마음에 다른 대학병원에서도 치매에 대한 정밀검사로 MRI와 PET검사, 유전자 검사까지 받았으나 결과적으로 아무 이상도 발견되지 않았다.

이처럼 병원에서 특별한 병이 발견되지 않고 과로로 인한 증상이니 휴식이 필요하다는 말은 정답일 수 있다. 하지만 이렇게 증상이 뚜렷한데도 병적인 근거가 없거나 검사로 별견된 것이 없을 때에는 이런 상황을 이해하기 위한 추정적인 사고가 필요하다. 이런 경우는 미병인 경우가 많다.

미병은 근거나 검사 결과보다는 추측이나 직관에 의지한다.

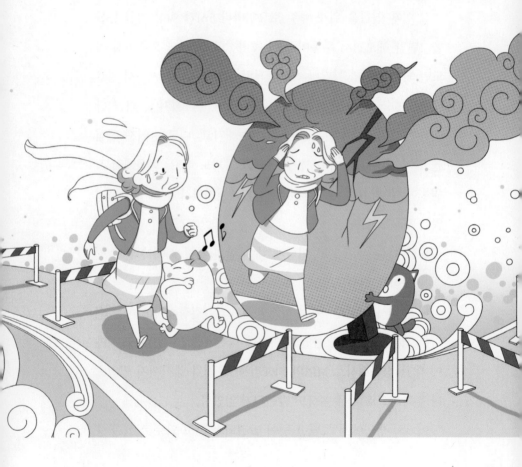

다시 말하면 미병 운운하는 것이 근거 없는 헛소리처럼 보일 수도 있고 괜히 겁을 주는 모양새로 보일 수도 있으나, 중풍이나 치매와 같이 삶의 질을 황폐화시키는 병은 미병 단계에서 미리 대비를 해야 한다.

우선 증상을 분석해볼 필요가 있다. 지독한 긴장의 연속은 교감신경의 과흥분을 일으키고 또한 혈관에 분포하는 교감신경도 쉽게 과흥분된다. 교감신경의 흥분이 지나치면 신경의 영향을 받는 근육이 수축의 경지를 벗어나 경련을 일으키게 된다. 뇌혈관 벽의 근육이 경련이 일어나면 편두통을 가져온다.

기침을 하면 폐의 압력이 올라가고 심장의 압력이 올라가므로 얼굴이 붉어지고 뇌혈관의 압력도 올라간다. 뇌혈관의 순간적 압력의 과다 상승은 뇌혈관 벽이 팽창하면서 뇌혈관 근육의 경련이 더 심해지므로 두통도 더욱 심해질 수 있다.

충분한 휴식을 취하면 교감신경의 과흥분이 줄어들어 혈관 근육의 경련이 진정되면서 두통이 일시적으로 사라질 수 있지만 퇴원하고 본래의 환경으로 돌아가면 긴장은 다시 시작될 수밖에 없을 것이다.

같은 환경인데도 등산을 하면서 두통이 좋아지는 이유는 여러 가지로 설명이 가능하겠지만 이렇게 설명할 수도 있다. 땀을 흘리면 맥이 빠진다. 이는 혈관 벽을 긴장시키고 수축하고 있는 교감신경의 흥분이 줄어든 결과이다. 혈관 벽의 근육 경련이 가라앉고 혈압이 내리고 두통이 사라질 수 있다.

하지만 등산으로 땀을 흘리고 조금 호전되더라도 긴장된 생활이 계속되면 증상은 다시 반복될 수밖에 없을 것이다. 잠을 자고 나면 일시적으로 조금 풀리지만, 늦은 오후가 되면 다시 긴장이 누적되고 교감신경이 흥분되어 병전과 같이 혈관이 수축되면서 측두엽으로 공급되는 작은 혈관이 기능적으로 막히면서 머리가 석회처럼 굳는 느낌을 받을 수 있다.

뇌 속 깊은 곳에는 큰 동맥에서 바로 나오는 아주 작은 동맥들이 있다. 다른 부위의 작은 동맥보다 압력이 높다. 이곳에 죽상동맥경화증(혈관내피 아래층에 콜레스테롤 덩어리, 즉 죽종이 쌓이면서 혈관의 구멍이 좁아지는 증상)이 있으면 죽종으로 혈관 내부가 좁아진다. 정도가 심하면 좁아진 부위를 지나면서 와류가 크게 생기고, 그 힘에 의해 혈관 내피가 손상을 받아 콜레스테롤 찌꺼기가 빠져나오면서 혈관이 막히는데, 이것이 피질하혈관 치매의 원인이 된다. 보통 죽종이 작은 경우에는 큰 문제를 일으키지 않지만 긴장으로 인해 혈관 수축이 심해지면 작은 죽종이더라도 혈액순환이 잘 되지 않고 뇌세포의 기능이 일시적으로 약해질 수 있다.

가역적이지만 오랜 기간 반복되면 뇌세포 손상도 많아진다. 주로 전두엽과 측두엽에 잘 나타나는데, 전두엽의 기능이 잘 전달되지 못하므로 어떠한 일에 대해 결정을 잘 내리지 못한다.

직원들이 하는 말이 기억이 잘 나지 않거나 단어가 잘 떠오르지 않는 것은 측두엽이 손상되기 시작하는 것으로 볼 수 있고, 사레가 잘 드는 것도 전두엽의 문제이다.

이 환자의 경우 이미 어느 정도 뇌 손상이 있다고 볼 수 있다. 물론 지금도 충분한 휴식을 취하면 사라질 정도로 가볍지만, 회복되어도 미묘한 정도의 차이가 있어 예전보다 똑똑하고 영민한 느낌이 줄어들 수 있다.

치매의 시작을 무엇으로 보느냐에 따라 이야기가 달라질 수 있을 것이다. 물론 현재는 치매에 걸린 것이 아니지만, 이 환자의 경우 앞으로 혈관 치매가 발생할 가능성이 높다고 추측할 수 있다. 혈관 수축으로 뇌 순환이 떨어지는 일이 반복되면 뇌세포는 약해지거나 손상되고 더 진행되면 아예 막혀버릴 수도 있다. 일을 그만두거나 일의 양을 대폭 줄일 필요가 있다. 또한 퇴행성 치매인 알츠하이머 치매가 동반될 가능성도 높다. 아직은 알츠하이머 치매의 경도인지장애나 기억 장애의 기간도 아니지만 경도인지장애의 바로 이전 단계인 뇌세포가 많이 손상되는 단계에 접어들었다고 보아야 한다.

지금과 같은 생활을 계속한다면 치매가 빨리 올 수 있으니 이제부터라도 생활환경을 바꾸고 적극적으로 치매에 대비하며 혈관질환을 예방하는 노력을 기울인다면 남들 눈에 치매로 보이지 않는 생을 살 수 있을 것이다.

치매 선별용 간이정신상태검사
(K-MMSE와 MMSE-K 참조)

✱시간지남력(5점)

1. 올해는 몇 년도입니까?
2. 지금은 무슨 계절입니까?
3. 오늘은 며칠입니까?
4. 오늘은 무슨 요일입니까?
5. 지금은 몇 월입니까?

✱장소지남력(5점)

6. 우리가 있는 이곳은 무슨 도/특별시/광역시입니까?
7. 여기는 무슨 시/군입니까?
8. 여기는 무슨 구/동/읍입니까?
9. 우리는 지금 이 건물의 몇 층에 있습니까?
10. 이 장소의 이름이 무엇입니까?

✱기억등록(3점)

11. 제가 세 가지 물건의 이름을 말씀드리겠습니다. 끝까지 다 들으신 다음에 세 가지 물건의 이름을 모두 말씀해 보십시오. 그리고 몇 분 후에는 그 세 가지 물건의 이름들을 다시 물어볼 것이니 들으신 물건의 이름을 잘 기억하고 계십시오.

나무 / 자동차 / 모자

이제 방금 들으신 세 가지 물건 이름을 모두 말씀해 보세요.

✱주의 집중과 계산 능력(5점)

12. 100에서 7을 빼면 얼마가 됩니까?
    거기에서 7을 빼면 얼마가 됩니까?
    거기에서 7을 빼면 얼마가 됩니까?
    거기에서 7을 빼면 얼마가 됩니까?
    거기에서 7을 빼면 얼마가 됩니까?

＊ 기억 회상(3점)

13. 조금 전에 제가 기억하라고 말씀드렸던 세 가지 물건의 이름이 무엇인지 말씀하여 주십시오.(나무, 자동차, 모자)

＊ 언어 및 시공간 구성(9점)

14. (실제 시계를 보여주며) 이것을 무엇이라고 합니까?

15. (실제 볼펜을 보여주며) 이것을 무엇이라고 합니까?

16. 지금부터 제가 말씀드리는 대로 해보십시오. 한 번만 말씀드릴 것이니 잘 들으시고 그대로 해보십시오. 제가 종이를 한 장 드릴 것입니다. 그러면 그 종이를 오른손으로 받아, 반으로 접은 다음, 무릎 위에 올려놓으십시오.(각 동작별 1점)

17. 제가 하는 말을 듣고 따라해 보십시오. "백문이 불여일견"

18. "눈을 감으세요" 메모를 보여주고 그 문장을 읽은 뒤 그대로 따라 하라고 지시한다.

19. 종이를 주고 오늘 날씨나 기분에 대해서 주어와 서술어를 사용하여 문장으로 써보라고 한다.

20. (겹친 오각형 그림을 가리키며) 여기에 오각형이 겹쳐져 있는 그림이 있습니다. 이 그림을 아래 빈 곳에 그대로 그려보십시오.

＊ 결과(총 30점)

  1~10   **고도 치매**
 10~15   **중도 치매**
 15~20   **경도 치매**
 20~25   **경계**
 25~30   **정상**

검사상 나이나 학력 등의 변수가 있지만 대략 24점 이상이면 정상으로 간주하고 23점 이하인 경우 추가 검사가 필요하다.

Chapter 3

뇌짱이 되는 생활습관

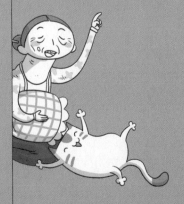

뇌짱이 되는 생활습관

치매를 예방하려면 열심히 살되, 다소 불편하게 사는 것이 좋다.

두뇌 운동으로
치매를 예방한다

．
．
．

　인간은 태어날 때 누구나 약 860억 개의 신경원 세포를 선물로 받는다. 뇌세포 부자로 태어나는 것이다. 하지만 뇌실 주변 등에서 아주 제한적으로 뇌세포가 재생되는 것을 제외하면 일생 동안 뇌세포는 줄어들기만 한다.

　뇌세포를 동전 주머니에 비유하면 860억 개의 동전 주머니가 있다. 각각의 주머니에 1원짜리 동전이 1만 개 씩 들어있다. 1원은 최소 교환 단위이며 주로 다른 세포와 정보를 주고받는 한 개의 시냅스를 말한다. 뇌세포 하나에는 다른 뇌세포와 교류하거나 연결될 수 있는 길이 평균 1만 개이므로 시냅스 재산은

860조나 되는 셈이다. 엄청난 개수의 길이 있으며, 수많은 정보를 담거나 주고받을 수 있다. 물건 값이 싼 것도 있고 비싼 것도 있는 것처럼 정보의 양에 따라 연결되는 길, 즉 시냅스가 많이 필요하기도 하다.

이러한 시냅스는 정보 처리가 많아지면, 즉 뇌를 많이 사용하면 사용하는 뇌 부위가 어느 단계까지는 발달한다. 동전의 씨알, 즉 시냅스도 굵어지고 튼튼해진다. 반대로 사용하지 않는 동전은 녹이 쓸고 작아지며 빨리 부서진다. 동전 주머니인 뇌세포 역시 약해지고 수명도 짧아진다.

모든 뇌세포를 다 발달시키면 좋겠지만 뇌가 동시에 처리할 수 있는 정보에 한계가 있으므로 아무리 많이 사용해도 모든 뇌세포를 단련하기란 불가능하다. 뇌세포를 골고루 열심히 사용하여 잘 가꾸어야 하지만, 빨리 부서지지 않게 하는 것이 더 중요하다.

동전과 동전 주머니는 세월이 흐르면서 약해지고 부서진다. 수도 파이프가 어느 정도 막혀도 모르는 것처럼 우리 뇌도 어느 정도 손상될 때까지는 표가 잘 나지 않는다. 뇌의 최대 기능의 30퍼센트 정도만 남을 때까지 모를 수도 있다.

뇌세포가 감소하는 과정 중에 나타나는 증상으로 건망증이 빈번하고, 감정이 무뎌지고, 예술적인 촉이 감소하거나, 용기를 내어 도전하기 두려워지고, 새로운 친구를 만나는 것이 부담스러워지기도 한다. 그렇다고 치매에 대해 너무 두려워할 필요는 없다. 이런 증상이 꼭 치매와 연결되는 것은 아니니까. 하지만 뇌가 약해지고 있는 것은 분명하다.

치매로 진행되는 시점의 뇌기능은 최대 뇌기능의 30퍼센트 정도의 역량이 된다. 뇌세포도 연식이 오래되었기 때문에 활성이 많이 떨어져 있는 상태이다. 그러므로 빠른 속도로 뇌세포가 부서지면서 치매가 빠르게 진행된다. 동전 주머니가 낡아 구멍이 생기면서 줄줄 새는 것과 같다.

젊은 날에는 술, 담배를 달고 살거나 밤낮으로 컴퓨터 게임으로 뇌를 혹사시키거나 심한 스트레스를 오래 받거나 자주 무리한 단식을 하거나 격투기나 권투처럼 뇌에 충격을 많이 주어도 당장은 표가 나지 않는다. 수천 억 아니 수백 조 부자는 하루에 몇 백억을 잃어도 금방 표가 나지 않는 것처럼.

하지만 남은 재산이 30퍼센트 이하로 떨어지면 재산만 줄어든 것이 아니라 자금을 현금화하는 능력(시냅스를 통한 정보의 교환)이 부족하기 때문에 조금만 과용해도 표가 나기 시작한다. 즉 젊고 건강할 때는 크게 문제되지 않았던 사소한 문제도 크게 다가올 수 있다. 좀 더 진행되어 치매 환자가 되면 젊거나 건강한 사람과 달리 큰 수술이나 독감, 설사병으로 인한 탈수 등에도 젊은 사람과 달리 뇌 기능이 나빠지는 표가 뚜렷하게 나타난다.

85세 J여사는 치매를 앓은 지 7년째다. 5년째 늦가을에 엉덩이뼈가 부서져 수술을 받았고 1년 뒤에 미끄러져 넘어져 반대편 고관절골절 수술을 받았다. 처음 수술 받았을 때는 척추 마취로 섬망과 치매 악화가 쉽게 회복되었으나, 두 번째는 전신마취를 받고 요양병원으로 옮겼다. 이번에는 배 몸살이라는 바이러스성 장염으로 탈수가 심해지고 다시 독감과 원인 불명의 코피로 네 병이나 수혈을 받고 수면내시경까지 받았다.

이렇게 약 두 달 동안 재활치료도 못하고 여러 가지 스트레스가 겹치자 말기 치매로 악화되었다. 귀신을 보는 환각과 앞 침대 할머니가 할아버지로 보이는 섬망 증상을 보이고, 잠도 제대로 못 자고 담당 간병인이 포기하여 방을 옮길 정도로 여러 가지 힘든 상황이 이어졌다.

대소변을 가리지 못해 기저귀를 차고 아예 일어나 앉지도 못하게 되었다. 젊고 건강한 사람과 다르게 크고 작은 스트레스 상황을 견디는 동안 뇌세포 재산이 많이 탕진된 것이다. 젊은 사람에게는 큰 후유증을 남기지 않을 정도의 스트레스지만 뇌가 가난한 J여사는 이런 스트레스가 뇌를 더욱 가난하게 만들어 치매 증상의 악화로 나타났다.

치매 예방에서 가장 중요한 것은 무엇보다도 뇌혈관이 막히거나 터지지 않고 잘 돌게 하는 것이다. 혈액순환이 잘 되게 하

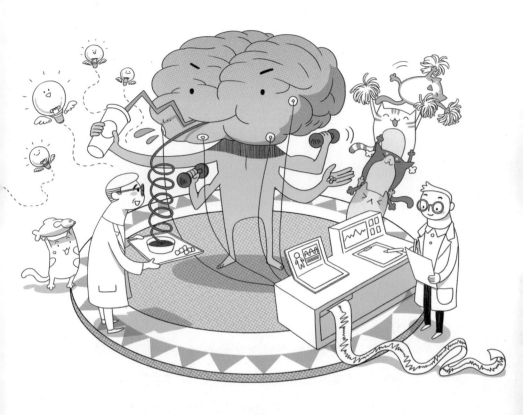

는 것은 혈관 치매를 예방하는 방법이기도 하지만 알츠하이머 치매나 다른 치매 예방에도 상당 부분 좋은 영향을 미친다. 또한 혈액의 성분이 뇌가 활동하는 데 충분한 영양과 산소를 함유하고 있어야 함은 물론 항산화 성분도 적당하게 들어 있는 것이 좋다.

그리고 여러 가지 방법으로 뇌를 단련시켜야 한다. 뇌가 활성화될 수 있게 적당히 괴롭히는 것이다. 이와 함께 뇌의 단련 과정이나 일상생활에서 발생하는 활성산소와 노폐물을 빨리 해독하거나 뇌에서 제거할 수 있어야 한다.

그러려면

잘 먹고,

잘 자고,

열심히 운동하고,

열심히 사회생활하고,

더불어 여러 가지 방법으로 대뇌를 단련시키고,

뇌에 직접 독이 되는 술 담배를 멀리하고,

하루 일과를 기억하고 반성하면서 사는 것이 좋다.

흠뻑 땀나게 운동하는 것이 제일 좋은 뇌 운동이긴 하지만 바쁜 현대인들에게는 쉽지 않은 일이다. 그런 분들을 위해 따로 특별히 시간 내지 않고도 습관을 바꾸거나 틈틈이 할 수 있는 두뇌 운동법에 대해서 알아보자.

두뇌 운동의 기본 원칙은 뇌를 많이 사용하는 것이다. 우리에게 늘 익숙하거나 편한 일은 아무 생각 없이도 할 수 있으므로 뇌를 제대로 자극하지 못한다. 새로운 것에 적응하거나 불편한 일을 극복하려면 머리를 많이 사용해야 한다. 오른손잡이가 왼손으로 글씨를 쓰거나 젓가락질 하는 것과 같은 경우이다. 또한 머리와 몸을 함께 사용하는 동작이나 운동도 머리를 효과적으로 자극한다. 손뼉 치기, 사회봉사활동, 당구, 볼링, 퍼즐 맞추기, 저글링, 오감을 자극하는 것, 악기를 연주하는 것도 도움이 된다. 평소 조리 있게 말하고, 기록하는 습관을 가지며, 다른 사람과 소통을 잘하고, 자신의 생각을 잘 표현하는 것이 좋다. 부지런하고 엉덩이가 가벼워야 하며 꼼꼼하게 정리하는 습관도 도움이 된다.

외국어 공부나 기능적으로 뭔가를 배우는 것, 춤이나 노래 등 새로운 것을 배우는 것도 두뇌 운동이 된다. 새로운 도전은 뇌에 활력을 주고 적당한 긴장을 주기 때문이다.

심호흡 또는 복식호흡을 틈날 때마다 잠깐씩 하는 것도 도움이 된다. 머리의 과긴장이 풀리고 뇌혈관의 과도한 수축이 풀리면서 뇌에 혈액이 잘 흐른다. 과도하거나 잘못된 방법은 오히려 해로우므로 잠깐씩 하는 것이 좋다.

가능하면 디지털 기기를 적게 사용하는 것도 두뇌 운동을 유지할 수 있는 방법이다. 생활의 편의를 돕는 과학과 문명의 발달이 인간의 두뇌를 게으르게 만드는 경우가 많기 때문이다. 생각을 깊게 하고, 기억창고에 잘 입력하고 오래 저장하여 기억의 회상력을 유지하려면 일상생활에서 휴대폰, 인터넷, 내비게이션, 텔레비전 시청 등 디지털 의존도를 줄이는 것이 좋다.

뇌세포의 체력 회복은 치매 예방과 진행을 느리게 하기 위한 습관과 생활에서 찾을 수 있으며, 요약하면 다음과 같다.

첫째, 뇌에 적당한 영양분과 산소를 충분히 공급하고

둘째, 뇌를 충분히 골고루 사용하고

셋째, 사용하다가 생기는 활성산소나 찌꺼기를 빨리 없애주고

넷째, 뇌에 유해한 물질을 접하지 않고

다섯째, 뇌를 적당히 쉬게 하는 것이다.

좀 더 자세하게 풀어보면 첫째, 좋은 성분의 혈액을 뇌에 충분히 공급하기 위해서 단식이나 편식, 폭식으로 인한 영양부족과 불균형을 유발하지 않는 것이 좋다. 저산소증에 빠지지 않도록 밀폐된 공간에 오래 머물지 말아야 하며, 석유난로 등을 켤 때는 자주 환기시켜야 한다. 연탄가스에 중독되지 않는 것도 중요하다. 평소 무난한 음식 습관과 생활환경을 갖고 있다면 열심히 운동하거나 자주 움직여 뇌에 혈액을 많이 보내자. 즉 엉덩이가 가벼워야 한다.

권장하기 조금 어려운 방법이긴 하지만 고혈압이나 심장병 그리고 뇌혈관에 동맥류 같은 기형이 없다면 약간 경사진 각도의 씻업sit-up 기구에 누워 다리를 높은 위치에 두면 뇌 혈류량을 물리적으로 증가시킬 수도 있다. 다만 사고의 위험이 있으므로 혼자 하는 것은 좋지 않고 봐주는 사람이 옆에 같이 있어야 하며, 한 번에 오래 하지 않고 짧게 자주 하는 것이 좋다.

그 외에 크게 자주 웃거나, 음식을 오래 씹는 것, 스트레칭을

하거나 기지개를 켜는 것도 도움이 된다. 심혈관 질환을 예방하기 위한 과체중, 고지혈증, 당뇨, 고혈압의 관리가 무엇보다 중요하다.

둘째, 뇌는 사용하지 않으면 빨리 퇴화되고 사용할수록 늦게 퇴화되며 기능이 유지된다. 치매 증상 없이 사망한 사람에게서 알츠하이머 치매를 앓을 정도의 심각한 뇌 위축이 있는 경우는 약 4분의 1 정도이다. 얼마 남지 않은 뇌세포가 일당백의 역할을 했을 수 있다. 평소 뇌를 잘 단련시켰기 때문에 재산이 적어졌어도 현금화할 능력을 좋게 만들어둔 것과 같다. 여러 가지 시냅스를 발달시켜 놓았기 때문이다. 바둑만 계속 둔다고, 화투만 친다고 뇌가 좋아지는 것은 아니다. 익숙하고 타성이 생긴 일은 뇌를 새롭게 자극하지 못한다.

운동은 뇌 혈류량을 증가시킬 뿐 아니라 뇌를 많이 사용해야 가능하다. 컴퓨터가 발달되어도 그럴싸한 로봇을 만들기 힘든 것은 인간처럼 움직이려면 수많은 기능이 필요하기 때문이다. 역으로 생각하면 자주 움직이고 운동하는 것은 뇌의 수많은 세포들을 동원한다는 뜻이기도 하다.

말을 조리 있게 하는 것, 일기를 쓰는 것, 가계부를 정리하는 것, 하루의 일과를 반성하는 것, 모든 것을 타성적으로 보지 않고 뒤집어 새롭게 편견 없이 보는 것, 습관을 바꾸는 것, 의견을 잘 표현하고 하루의 시작을 기도나 새로운 마음가짐으로 시작하며, 사회생활을 적극적으로 하는 것이 도움이 된다.

셋째, 활성산소 제거를 위해 항산화제가 많이 들어 있는 음식을 골고루 꾸준히 섭취하는 것이 좋다. 항산화 효과가 있는 비타민 C나 E도 조금은 도움이 된다. 활성산소는 제거도 중요하지만 덜 생기게 하는 것이 더 중요하며, 몸에 충분한 산소가 공급되어야 활성산소가 덜 생긴다. 모든 것은 과유불급이다. 과한 것은 오히려 모자람보다 못한 것처럼 운동도 과하면 얻는 득보다 활성산소 증가에 의한 해를 생각해야 한다. 음식도 과식하면 이를 없애는 과정에서 활성산소나 찌꺼기가 증가한다.

넷째, 술은 대사과정 중에 알데하이드라는 독성 성분이 생기고, 담배는 혈액의 흐름을 느리게 하거나 혈관을 좁게 만들고 일산화탄소 등의 독성 성분을 만든다. 기타 마약류, 살충제, 납, 알루미늄 등의 신경독이 있는 성분을 섭취하지 않는 것이 좋다.

다섯째, 낮과 밤이 있고 양과 음이 있듯 뇌도 열심히 일한 뒤에는 충분한 휴식이 필요하다. 휴식의 첫 번째는 숙면이다.

55세 남성 K씨는 천재 중의 천재라는 이야기를 들었던 사람이다. 사업에 실패하면서 여러 가지 어려운 문제를 자신이 모두 해결하면서 머리를 너무 과하게 사용했다. 말하자면 무지막지한 스트레스를 오랫동안 짊어지고 있어서 뇌가 타버린 것이다. 일반적으로 뇌는 쓸수록 좋아진다고 말한다. 하지만 무조건 좋고 무조건 나쁜 것은 없다. 우리의 일상사에 부족하기 쉬운 것은 취하면 좋지만 도가 지나치면 해가 된다. 배고픈 시절에는 밥을 많이 먹는 충분한 영양이 좋지만 지금처럼 과영양 시대에는 조금 모자라는 것이 적당한 것이다. 다다익선도 과유불급도 아닌 중용이 중요하다. 열심히 살면 충분한 그만큼의 휴식도 꼭 필요하다.

치매를 예방하려면 열심히 살되, 배려하면서 다소 불편하게 사는 것이 좋다. 열심히 산다는 의미는 사회생활 열심히 하고, 도전적인 삶을 살며, 적당히 긴장하며 사는 것을 말한다. 열심히 사는 것은 뇌를 열심히 사용하는 것이다.

다소 불편하게 산다는 의미는 익숙하고 편한 생활에서 벗어나는 것을 말한다. 타성에 빠져 생활하면 뇌가 자극받기 어렵다. 고스톱이 치매 예방에 도움이 되지만 새로운 게임이나 취미생활이 훨씬 더 뇌를 자극한다. 익숙하지 않은 것은 불편하다. 하지만 편하다는 것은 뇌를 많이 사용하지 않아도 된다는 뜻이고, 불편하다는 것은 뇌를 많이 써야 한다는 뜻이다. 그러니 뇌 건강을 생각한다면 조금 불편하게 생활하는 것이 좋다.

강연을 할 때마다 백세시대의 대표적인 표본으로 소개하는 분이 있다. 우리나라 최고의 시인인 미당 서정주의 동생 우하 서정태 시인이다. 95세로 연로하지만 시인 혼자서 생활하신다.

자식들이 모셔가려고 해도 극구 사양하고 미당과 자신이 태어
난 고창 생가에서 작은 문을 열면 보이는 국화 덮인 미당의 묘
를 바라보며 혼자 지내는 고향 생활이 행복하다고 하신다.

아침이면 소쩍새 소리에 깨어 직접 아침 조반을 챙겨 먹고 마
루에 앉아서 차를 마시며 새소리를 듣고 휘파람으로 새와 한참
동안 교감한다. 이런 한갓진 여유가 계속되는 것은 아니다. 찾
아오는 이들이 많아 하루가 바쁘다. 마주하는 이들과 삶의 진수
를 재미있게 나누며 과거의 재미난 추억들을 함께한다. 그렇게
바쁘게 하루가 간다.

만나는 이들은 일정하지도 않고 예측할 수도 없다. 반가운 인
연이 찾아오면 때때로 맛있는 점심도 대접한다. 평생 단골식당
으로 데리고 가 추억을 안주 삼아 소주 한 병은 거뜬하게 해치
운다. 저녁이면 두견새 소리를 자장가 삼아 지나온 일들을 회상
하며 추억에 잠긴다.

이렇게 지내는 시인의 기억력은 놀랄 만큼 좋다. 막힘이 없고
거침이 없다. 그저 놀라울 따름이다. 절제된 생활, 운동으로 다
져진 체력, 남의 도움을 받지 않고 스스로 불편한 삶을 사는 것,
끊임없이 글을 쓰는 것, 지인들과 어울리며 이 모든 생활을 즐
겁게 하는 것이 비결이 아닐까 싶다. 이처럼 다소 불편한 생활
을 극복해가는 과정이 뇌를 단련시킨다. 불편함이 익숙해지면
더 이상 뇌를 훈련시키기는 어렵다.

가난한 식탁이
건강을 부른다

:
.

우리나라 사람들이 즐겨 먹는 삼겹살이나 치킨 등 기름진 음식은 뇌를 병들게 하여 혈관 치매는 물론, 알츠하이머 치매를 불러올 수 있다. 고지방 식사는 타우 단백질과 베타아밀로이드의 생성을 촉진하고 뇌 신경 세포의 변형을 일으킬 수 있기 때문이다. 지방이 많이 함유된 기름진 음식이나 패스트푸드를 즐겨 먹는 식습관을 바꾸는 것이 치매를 예방하는 방법이다. 고기보다는 생선을 먹는 것이 낫고, 적은 양이라도 끼니때마다 각종 채소를 챙겨 먹는 것이 좋다. "제철 음식이 보약"이라는 말이 있듯이 우리 땅에서 자라는 우리 먹거리로 만든 음식이 건강을 부르는 밥상이다.

 그러면 음식으로도 치매 예방이 가능할까? 물론 가능하다. 하지만 치매에 이로운 음식은 필요조건이지 충분조건은 아니다. 음식으로만 치매를 예방할 수는 없지만 잘못된 식습관은 치매의 발병을 앞당긴다. 반대로 좋은 식습관은 치매 발병을 늦추는 데 큰 힘이 된다.

 체질적인 이유나 잘못된 식습관이 원인이 되어 발생하는 과체중, 고혈당, 고지혈증은 동맥경화를 일으키고, 고혈압과 심혈관질환의 원인이 되며, 심혈관 질환은 치매의 원인이 된다. 특히 기름진 음식을 과하게 먹는 것은 좋지 않다.

 기름을 많이 먹지 않더라도 밥과 같은 곡류를 많이 먹거나, 패스트푸드처럼 혈당 지수가 높은 음식을 자주 먹거나, 잠자기 전에 음식을 먹거나, 폭식 같은 불규칙한

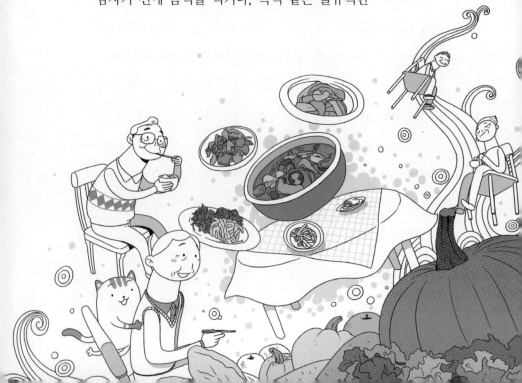

식습관이 있거나 과일을 필요 이상으로 많이 먹는 경우, 당분이 많이 든 음료수나 주스를 자주 마시는 경우나 술을 많이 마시는 경우에도 중성지방이 높아질 수 있다. 때로는 전혀 이런 습관이 없는데도 체질적으로 또는 과도한 긴장의 연속으로 오는 경우도 있다.

반대로 영양이 부족하면 결핍 증상으로 뇌가 힘들어한다. 편식이나 균형이 깨진 음식을 장기간 지속하는 것도 마찬가지다. 포도당이 부족하거나 과해도 뇌세포가 손상되고 필수 지방산, 필수 아미노산, 비타민 B를 포함한 각종 비타민, 무기질의 부족과 불균형도 뇌세포를 힘들게 한다.

대체로 몸에 좋은 음식은 치매 예방에도 좋은 음식이다. 몸과 마음은 하나이므로 몸에 좋은 것이 머리에도 좋고 머리에 좋은 것이 몸에도 이롭다.

뇌가 좋아지면 피곤함이 사라지고 몸을 잘 가눌 수 있으며, 기분이 좋아지고 우울증이 호전되며, 불면증도 없어지고, 감정 조절이 수월해져서 화나 짜증이 줄어든다. 눈이 밝아지고 소리가 잘 들리며 감각이 살아나고 인지력이 좋아진다. 머리에 안개 낀 듯한 증상이 사라지고 머리의 열감이 가라앉으며 눈의 압박감이 없어지고 두통도 사라진다. 기억력이 살아나고 이명이 사라지고 시력이 좋아지고 성 기능이 좋아지거나 까만 머리카락이 새로 나기도 한다.

머리에만 더 좋거나 몸에만 더 좋은 음식도 있을 수 있다. 비타민 B1(티아민-콩을 비롯한 곡류에 많음) B6(피리독신-육류, 생선, 유제품, 달걀) B12(사이코폴아민-녹색채소, 유제품, 생선) 등의 신경 비타민이 많이 든 음식이나, 오메가3 불포화 지방산이 많이 든 들깨, 호두, 등푸른생선과 뇌세포막의 구성에 도움이 되는 난황과 콩, 항산화제가 많이 든 채소나 과일 등은 뇌에 더 필요한 물질이다.

"잘 먹는다"는 의미는 바른 식사를 해야 한다는 뜻이지, 산해진미를 먹어야 한다는 뜻이 아니다. 균형 잡힌 식사로 뇌의 활동을 충분히 보장하되 넘치는 것은 좋지 않다. 과식이나 폭식은 물론 굶는 것도 해롭다. 뇌의 활동을 보장하려면 뇌에 필요한 영양분이 항상 적절하게 공급되어야 한다. 뇌는 에너지원으로 주로 포도당을 이용하기 때문에 장기간 굶거나 폭식하는 것은 절대 피해야 한다.

필수 아미노산과 필수 지방산은 물론 각종 비타민, 무기질도 충분히 공급되어야 한다. 항산화 작용을 하는 비타민 C, E, 폴리페놀 등도 마찬가지다.

혈관 치매의 원인이 되는 동맥경화를 예방하려면 포화지방산과 콜레스테롤이 많은 육류는 적당히 먹고 과식이나 폭식, 자기 전에 먹는 것을 삼가되 혈당지수가 높은 음식, 기름이 많은 음식은 피해야 한다. 술을 자주 마시면 중성지방이 올라가므로 좋

지 않다. 혈액순환이 되고 혈전 예방에 도움이 되는 식품으로는
마늘, 양파, 파, 부추 등이 있다.

병원에 찾아오는 환자들과 상담을 하다 보면 연세가 높으신
분들일수록 민간요법에 부쩍 관심이 많고, 한방요법과 혼동하
시는 분들도 많다. 한방요법과 민간요법은 다소 차이가 있는데,
둘 다 경험에 의해 얻어진 지식이라는 공통점이 있지만 전통 의
학으로 꼽히는 한방요법은 오랜 시간의 검증으로 한의학적 지
식과 안전성의 테두리 안에 있다.

이와 달리 민간요법은 쉽게 접근하고 효과를 보는 경우도 있
지만, 대부분은 약효가 미미하거나 안전성을 인정받지 못해 제
도권 의학에 진입하지 못한 경우가 많다. 또한 검증되지 않은
부분까지 포함하고 있으므로 주의해야 한다.

전통적인 민간요법은 예로부터 입에서 입으로 전해 내려오는
치료법으로, 의사가 아닌 민간의 사람들이 행하던 요법이다. 제
대로 된 치료 시설이나 의약품이 갖춰지지 않던 시절 주위에서
흔히 접할 수 있는 자연물을 이용하여 질병을 다스리고 건강을
지키는 데 널리 사용하던 치료 방법으로, 조상 대대로 내려온
것들이다.

최근 식품영양학의 발달과 의학적 지식이 결합된 새로운 음
식 정보나 건강식품이 인터넷과 SNS 등의 매체를 타고 우리 생

활 속에 넘치는데, 이 또한 처방 없이 접근이 가능하므로 넓은 의미로 보면 민간요법의 범주에 속한다. 의학이 눈부시게 발전한 요즘에도 민간요법은 여전히 심심찮게 회자되며 빈번히 사용되고 있다.

대개는 가벼운 증상이나 건강을 지키는 예방 차원에서 사용되는 경우가 많지만 그중에는 과학적으로 타당한 내용이 있는가 하면, 신앙에 의한 정신요법이나 주술에 의한 미신적 요법도 있으므로 주의해야 한다.

치매와 관련한 민간요법과 한방요법은 어떤 것들이 있을까. 치매에는 좋은 음식 섭취로 생기는 득보다 부족하여 해가 되는 경우가 더 많으므로, 좋다고 하는 것을 챙겨 먹기보다 바른 식생활에 더 신경 써야 한다. 좋은 음식도 과하면 해가 되는 경우가 많기 때문이다.

치매 예방에는 첫째, 뇌세포 구조의 기본 성분인 지방과 단백질, 그리고 에너지원인 포도당의 충분한 섭취와 이들 대사에 영향을 미치는 비타민과 무기질의 적당한 섭취가 필요하다. 둘째, 이런 영양분과 산소가 잘 공급되고 세포 활동으로 생긴 찌꺼기 배설이 잘 되게 하려면 혈관 건강에 도움이 되는 음식이 필요하다. 셋째, 뇌손상의 원인이 되는 활성산소를 중화하는 음식의 충분한 섭취가 필요하다.

단백질은 세포의 뼈대와 각종 효소를 구성하며 기본 성분은 아미노산이다. 이 중 우리 몸에서 만들 수 없고 매일 음식으로 보충해야 하는 필수아미노산은 주로 동물성 단백질에 존재한다. 기름기가 적은 살코기나 생선 등을 매일 체중 1킬로그램 당 0.8그램 정도, 즉 체중이 70킬로그램이면 매끼 20그램 정도씩 먹는 것이 좋다.

85세 S할머니는 건강관리에 철두철미하신 분이다. 유기농 식품을 구입하는 데 투자를 아끼지 않으신다. 요즘은 필수지방산 중에서도 오메가3의 함량과 오메가6의 함량비가 중요하다며 오메가6 덩어리인 옥수수 사료를 별로 먹이지 않고 주로 풀만 먹인 한우도 구해 드시고, 달걀도 자연 상태에서 기른 방사 유정란만 드신다.

오메가6가 높으면 염증 물질이 증가한다. 관심이 많으니 공부도 열심히 하신 모양이다. 이렇게 노력한 덕분인지 할머니의 건강은 남다르다. 할머니를 뵐 때마다 건강식을 한데다 정성이 많이 보태진 작품이라는 생각이 든다. 하지만 반드시 자연 방목 한우와 방사 유정란을 먹어야 하는 것은 아니다.

지방은 글리세롤 한 분자에 지방산이 세 개 결합되어 있다. 세포벽, 세포내 구조물, 신경전달물질 등의 재료가 된다. 우리 몸에서 합성되지 않아 매일 섭취해야 하는 지방산을 필수지방산이라 하는데, 오메가3 지방산이 많이 든 등푸른 생선과 들기름과 호두가 좋다. 들기름은 빨리 산폐, 즉 쉽게 변하기 때문에 가능하면 볶지 않고 조금씩 짜서 그때그때 먹거나 가루로 만들어 먹는 것이 좋다.

포도당을 일정하게 공급하려면 적당한 식사량도 중요하지만, 규칙적인 식사 습관도 중요하다. 또한 현미처럼 혈당 지수가 낮은 곡류나 채소 나물을 충분하게 섞어 먹으면 혈당 유지에 큰 도움이 된다.

혈관 건강을 위해서는 나트륨과 콜레스테롤과 포화지방산의 섭취를 줄이고, 혈당과 혈압이 올라가지 않게 관리해야 한다. 콜레스테롤은 난황, 굴, 전복, 동물의 내장 등 육류의 기름을 많이 섭취하지 않는 것이 중요하지만 체질적 요인이 강하므로 약에 의존해야 하는 경우가 많다. 반면 중성지방은 과식이 첫 번째 적이다. 지방을 많이 섭취하는 경우도 있지만, 고기를 전혀 먹지 않는 경우에도 발생한다.

과식을 하지 않더라도 폭식을 하거나 저녁 늦게 식사하고 바로 자는 등의 잘못된 식습관이 원인인 경우도 있다. 혈당 지수가 높은 밀가루 음식, 과일, 음료수 등을 많이 섭취하거나 술을 많이 마시는 경우도 마찬가지다. 남는 에너지나 포도당에서 중성지방이 만들어져 고지혈증이 되고 비만을 만들고 당뇨나 동맥경화증의 원인이 된다.

때로는 스트레스가 인슐린수용체를 닫히게 하고 이로 인해 혈당이 올라가 다시 중성지방을 많이 합성한다. 포화지방산과 콜레스테롤이 많은 육류의 과다 섭취는 당연히 혈관 건강의 적이지만 꼭 필요한 불포화지방산의 과다 섭취도 경계해야 한다. 특히 오메가3와 오메가6의 비율은 1대 4 정도가 좋다.

육류의 과다 섭취는 고지혈증의 원인이 되기도 하지만, 과다한 단백질 섭취는 체내에 독성 질소화합물을 증가시켜 뇌나 신경세포에 해가 된다. 또한 혈전이나 혈관 찌꺼기를 방지하기 위한 노력도 필요하다. 혈전 생성을 예방할 수 있는 식품으로 은행잎 제재, 양파, 마늘, 파, 부추 등이 있다.

최근 들어 세포에 생긴 활성산소를 해독하는 항산화 식품에 대한 관심이 높아지고 있다. 전통적으로 비타민E, 비타민C 등이 항산화 작용을 하는 것으로 알려져 왔는데, 최근 식물의 폴리페놀 성분이 항산화 작용을 한다고 알려지면서 이에 대한 관심이 높아졌다. 우리 주위에서 쉽게 접할 수 있는 식품으로 항산화 지수가 높은 것은 팥, 블루베리, 강낭콩, 딸기, 사과, 체리, 자두, 감자, 검은콩 등이 있다.

이와 같이 치매에 좋은 음식은 오메가3 불포화지방산이 많거나 인지질을 많이 함유하고 있는 식품, 혈전 생성을 예방할 수 있는 식품, 콜레스테롤 배설을 돕는 식이섬유가 많은 식품, 그리고 항산화 성분이 많은 식품 등으로 요약할 수 있다.

한편 한의학에서는 오색, 오미 등으로 식품의 색깔과 맛에 따른 효능의 차이를 강조해왔다. 푸른색은 간과 관계있고 신맛을

띠며, 붉은색은 심장과 관계있고 쓴맛을, 노란색은 비장과 관계있고 단맛을, 흰색은 폐와 관계있고 매운 맛을, 검은색은 신장과 관계있고 짠맛을 낸다.

파이톤케미칼로 알려진 식물의 색소에는 여러 종류의 폴리페놀 성분이 풍부하다. 푸른색은 피로 회복에 효과가 있으며, 미나리는 간염의 치료제로 민간에서 많이 사용되고 있다. 시금치, 브로콜리, 녹차 등이 해당된다.

붉은색 식품에는 라이코펜이 풍부하며 항산화 작용이 강하다. 한의학에서는 심장의 열을 내린다고 하는데, 부교감신경을 활성화하여 교감신경의 과도한 흥분을 품어주는 의미가 있다. 토마토, 딸기, 석류, 오미자 등이 있다.

노란색은 배타카로틴이 풍부하고 식욕을 돋우고 면역 기능 활성화와 피부를 윤택하게 한다. 이는 비장 기능이 좋아지는 것과 같다. 당근, 감, 호박 등이 있다.

흰색은 안토크산틴이 풍부하고 도라지, 무, 양파, 파뿌리, 마늘 등으로 항염증 작용이 있어 감기에 만간요법으로 많이 이용되기도 한다.

검은색과 보라색에는 안토시아닌이 풍부하여 주로 교감신경의 과도한 흥분을 줄여준다. 검은 콩, 기장쌀, 가지 등이 있다. 최근 블랙 푸드가 조명 받는 이유와도 연관 지어볼 수 있다.

오래 건강하게 살기 위한 방법으로 사용되던 한약재 중 치매 예방에 도움이 되는 것으로는 마, 천마, 인삼, 황기, 계피, 당귀, 천궁, 백작약, 지황, 오디, 하수오, 구기자, 결명자, 오미자, 죽엽, 치자, 백과, 민들레, 굴, 석창포, 팥, 대두(콩)를 발효한 된장이나 청국장 등이 있다.

차 종류로는 녹차, 솔잎차, 죽엽차, 연꽃차, 국화차, 당귀차, 천궁차, 쌍화탕, 천마차, 초석잠차, 노루궁뎅이버섯차 등이 있다. 둥굴레, 감잎차, 생강차 역시 뇌신경 세포의 증식을 돕고 아세틸콜린 분해 효소의 억제 효능이 우수한 것으로 알려져 있다. 이중 가장 좋은 것은 쌍화탕인데, 쌍화탕의 모든 약재는 항산화력이 뛰어나고 그중 계피는 독보적이다. 또한 당귀, 천궁은 혈액순환을 돕고 황기는 뇌세포를 보호한다. 하지만 이러한 노력은 평소 습관으로 자리 잡아야지 단기간의 노력으로 치료나 예방 효과를 볼 수 있는 것은 아니다.

'음식과 약은 뿌리가 같다'는 의미의 식약동원食藥同源이란 말은 음식이 약이 될 수도 있고 때로는 독이 될 수도 있다는 뜻이다. 소량으로도 사람을 죽게 만들면 독이라 한다. 하지만 독도 약으로 쓰일 때가 있다. 대표적으로 살구씨에는 청산가리가 소량 들어 있다. 예로부터 살구씨는 가래를 삭이는 약으로 안전하게 사용되어 왔다. 물론 절대 청산가리를 먹어서는 안 되지만 이처럼 독도 약으로 사용되는 경우가 있다. 보톡스도 보튤리움 독소를 아주 묽게 만들어 주름을 펴거나 근육 경련에 사용하는 것이다.

밥도 많이 먹으면 독이 된다. 혈당이 올라가고 체중이 늘며 고지혈증을 일으키고 동맥경화와 고혈압을 비롯한 여러 가지 심혈관을 병들게 하고 치매의 원인이 되기도 한다. 혈당이 올라가고 당뇨가 되며 당뇨병성 합병증을 일으키기도 한다. 이렇게 보면 무조건 몸에 좋고 나쁜 음식은 없다. 얼마만큼 적당하게 먹느냐가 관건일 뿐이다.

77세 H할머니는 얼굴이 검고 핏기가 없다. 최근 기억력이 많이 저하되고 항상 피곤하여 보약을 먹고 싶은데 자신이 없었다. 젊은 시절 B형 간염을 앓고 난 후 많이 좋아지긴 했어도 보균자 상태로 20년 이상을 지내왔기 때문이다. 약 7년 전쯤 담도 결석으로 대수술을 받고난 뒤 신기하게도 B형 간염 바이러스가 없어졌다고 한다. 평소 체력이 좋은 편은 아니어서 한약을 먹고 싶은데 한약을 절대 먹지 말라던 의사의 말이 걸려 대신 몸에 좋다는 각종 영양제를 달고 살아왔다.

평생 한 번도 한약을 먹지 않았으나 최근 들어 기억력이 많이 악화되고 몸이 피곤하여 한약을 복용했다. 약을 먹기 전에 피종합검사를 하여 간 기능이 좋다는 진단을 받고 20일 가까이 약을 먹었는데, 얼굴색이 맑아지고 기운도 나고 기억력도 좋아져 영감님에게도 권해야겠다며 만족해하셨다.

할머니 댁은 농장이 있어 김장 도구도 그곳에 있는데, 이번에는 사정상 배추를 갖고 와 집에서 김장을 하게 되었다고 한다. 김장을 담을 때 필요한 여러 가지 도구를 못 갖고 와서 집에 있는 도구만 이용했는데, 신기할 정도로 머리가 잘 돌아가서 이것저것 잘 변통하여 쉽게 김장을 끝냈다고 즐거워하셨다. 그래도 간 상태가 어떤지 걱정이 되어 다시 검사를 했는데 결과가 좋게 나오고 약간 좋지 않았던 신장 기능까지 오히려 좋아져 있었다.

많은 사람들을 대상으로 똑같은 한약을 먹게 하고 검사를 한 것은 아니지만 무조건 한약이 간에 해롭다는 이야기는 맞지 않다. 양약도 한약도 때로는 음식도 간을 나쁘게 할 수 있다.

오늘의 나는 그동안 내가 먹어온 모든 것에서 제대로 흡수하지 못하거나 배설된 것과 삶을 영위하기 위해 사용한 부분을 뺀 나머지로 구성되어 있다. 물론 유전적 특징이나 환경에 따라 차이가 나긴 하지만 어쨌든 내가 먹은 음식이 여러 형태로 변하여 내 몸을 만들고 있는 것이다. 그러니 바른 음식 습관이 신체나 뇌 건강의 기본이다.

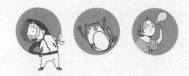

낮잠도
약이 된다

．
．
．

나폴레옹은 하루 3시간 이상 잠을 자지 않았다고 한다. 그럼에도 건강을 유지할 수 있었던 것은 짬이 날 때마다 틈틈이 짧은 수면을 많이 취했기 때문이다. 수면의 양보다 질이 더 중요하다는 것을 보여주는 단적인 사례이다. 잠을 설치면서 긴 시간 자는 것보다 짧은 시간 숙면을 취하는 것이 더 낫고, 부족한 잠을 짧고 깊은 순간수면으로 보충할 수 있다면 더욱 좋다.

다양한 연구를 통해서 치매 예방에 운동과 식습관 개선이 효과적이라고 알려져 있으나 생활습관 개선을 통한 치매 예방 효과를 확인한 연구들도 있다. 그중 낮잠을 자면 기억력이 향상된다는 연구 결과가 발표되어 주목을 받았다. 달콤한 낮잠은 우리 몸과 뇌를 안정시켜 치매에 걸릴 확률을 3분의 1로 줄여주는 효과가 있다는 것이다.

잠은 휴식의 대명사이다. 하루에 평균 7~8시간 정도 잠을 자는 것이 좋고, 되도록이면 수면 주기를 지켜주어야 뇌세포가 원활하게 활동할 수 있다. 평소에 부족한 잠을 주말에 몰아서 잔다고 해서 부족한 수면이 보상되지는 않는다. 오히려 수면 리듬이 깨져서 좋지 않다.

잠을 제대로 못 자면 뇌가 충분히 휴식을 취할 수 없어서 집중력이 떨어진다. 뇌는 쓸수록 좋아지지만 너무 과하게 사용하면 독이 생긴다. 독은 활성산소일 수도 있고, 베타아밀로이드일 수도 있고, 대사의 산물인 이산화탄소일 수도 있으며, 지속적으로 축적되면 뇌를 괴롭힌다.

독소가 생겼을 때 바로바로 제거하지 못해 독소가 모이면 뇌는 조금씩 상처를 입는다. 상처는 곧 회복되지만 아무리 작은 상처라도 반복되고 누적되면 회복 능력이 떨어져 결국 뇌세포가 부서진다. 잠을 잘 자는 것은 뇌의 피로를 줄이고 뇌의 노화를 더디게 만든다.

우리나라 학생들은 잠자는 시간을 쪼개어 공부해야 성공한다고 생각하지만 잠을 충분히 자는 것이 기억력을 강화한다는 정반대의 실험 결과가 나왔다. 특히 낮잠은 피곤한 몸을 쉬게 하는 휴식일 뿐만 아니라 머리를 맑게 해주고 단기 기억을 장기 기억으로 전환시켜 기억력을 강화하는 데 도움이 된다.

인간의 뇌는 오후 1시부터 오후 5시까지 일정 시간의 낮잠을 요구한다는 연구 보고도 있다. 특히 머리를 많이 쓰는 직업을 가진 사람이나 정신노동자의 경우 뇌의 중간 휴식은 반드시 필요하다.

우리의 뇌는 외부의 자극이 없는 수면 시간 동안 깨어 있을 때 일어났던 많은 일을 정리해서 필요한 단기 기억을 장기 기억으로 전환한다. 단기 기억은 장기 기억으로 저장되기 전에 해마에 1차로 저장되는데, 이때 강한 자극이 해마에 들어오면 단기 기억은 쉽게 사라진다. 지식은 장기 기억에서 재생되는 것이므로 잠으로 장기 기억을 증가시키는 것이 도움이 된다.

하버드대 심리학과 연구팀은 낮잠을 자는 사람이 상대적으로 학습과 기억력이 뛰어나다고 밝혔다. 또한 낮잠은 혈압을 내려주고 심혈관 질환 발병률도 낮추는 것으로 알려져 있다. 하지만 무조건 낮잠을 많이 잔다고 좋은 것은 아니다. 1시간 이상의 낮잠은 오히려 수면 리듬을 방해한다. 보통 20~30분 이내의 낮잠이 일의 능률을 올려주고 뇌에 안정감을 주어 밤에도 숙면을 취할 수 있게 돕는다.

또한 질 좋은 수면을 위해서는 음식을 통해 영양소를 골고루 섭취하는 것도 중요하다. 여러 신경전달물질 중에 적절한 수면

유도에 필수적이라고 알려져 있는 세로토닌이 많이 생성되는 우유나 치즈 같은 단백질 음식과 신선한 채소나 과일류를 먹는 것이 도움이 된다. 따라서 영양가 있는 음식을 먹고 적당한 운동을 하면서 일정한 시간에 충분한 수면을 취하는 것이 뇌를 건강하게 유지하고 치매를 예방하는 지름길이다.

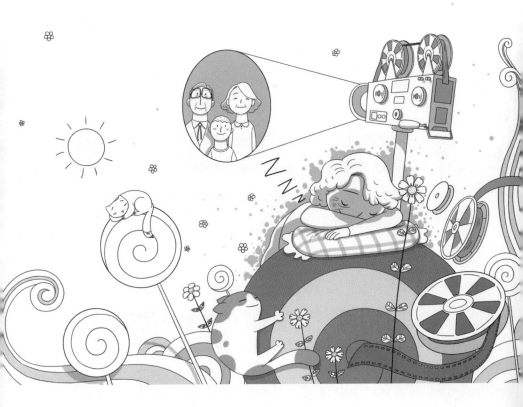

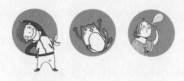

체온이
면역력을 높인다

·
·
·

몸을 따뜻하게 하는 것은 건강에 있어 매우 중요한 문제이며, 적정 체온을 유지하는 것은 치매 예방에도 도움이 된다. 체온을 올리면 부교감신경이 활성화되어 아세틸콜린이 분비되고 모세혈관이 확장된다. 체온이 내려가면 스트레스 호르몬인 노르에피네프린이 분비되어 모세혈관이 수축된다. 몸이 찬 경우보다 몸이 따뜻할 때 생리활동도 활발해진다. 저체온으로 신체 기능이 떨어져 있는 경우 체온을 1도만 올려놓아도 면역력이 다섯 배나 좋아져서 치매나 암, 뇌혈관 질환 등을 예방할 수 있다고 한다.

뇌혈관이 막히면 뇌경색이 되고, 뇌경색이 반복되면 혈관 치매가 생긴다. 혈관 치매 환자를 적외선 체열 촬영을 해보면 정상인보다 팔다리를 비롯한 신체의 온도가 낮은 경우가 많다. 체온이 떨어지면 말초와 뇌의 혈액순환이 나빠진다. 혈액순환이 나빠지면 뇌경색이 잘 생긴다. 적정 체온을 유지하면 혈액순환이 잘 되면서 혈관 치매를 예방할 수 있다.

종종 "암 환자인데 한약을 먹어도 되느냐?"는 질문을 받을 때가 있다. 물론 가능하다. 안 먹는 것보다 먹는 것이 좋은 경우가 더 많다. 하지만 무조건 나쁘거나 무조건 좋은 것은 아니다. 예를 들어 양기를 보하는 약은 몸을 따뜻하게 만들어 암에 대한 저항성을 키워준다. 잘 먹어야 암과 싸울 힘이 커지듯 체력을 보하는 것이 좋다. 다만 너무 잘 먹거나 너무 많이 보하는 것은 오히려 해가 될 수 있다.

이처럼 무조건 좋은 것은 없다. 체온도 마찬가지다. 정상 체온보다 높은 온도로 계속 체력을 유지하기는 어렵다. 결론적으로 몸이 따뜻한 것은 좋지만 몸에 계속 열이 나는 것은 좋지 않다. 몸을 따뜻하게 하는 정도가 적당하다.

체온을 높이는 방법에는 여러 가지가 있지만 족욕이나 반신욕 등으로 쉽게 체온을 올릴 수 있다. 족욕은 간편하고 발 전체를 자극하는 효과가 있으며, 발에 모이는 경락을 활발하게 만들어 기혈순환이 잘 되게 하여 오장육부를 튼튼하게 한다.

특히 발은 우리 몸의 모든 경락이 모이는 곳이다. 신체의 질병이나 건강 상태가 경락을 따라 각기 발바닥의 특정한 부위에 반영된다. 발바닥의 어떤 부위를 눌렀을 때 아프게 나타나는 점을 압통점이라 하는데, 압통점이 어떤 장부와 경락의 혈자리인지 따져 특정 장부나 경락의 질병을 찾아낼 수도 있다.

또한 발바닥의 자극으로 장부나 경락을 자극하거나 치료도 할 수 있으며 우리 몸을 건강하게 만들 수 있다. 발바닥이나 발의 자극은 기혈순환을 증가시키고 뇌도 튼튼하게 만든다.

나이가 들거나 몸이 좋지 않을 때 기혈순환이 떨어지면 이로 인해 머리 쪽에 열이 나고 다리와 발이 차가워지는데, 건강하려면 되도록 다리와 발은 따뜻하고 머리가 시원해야 한다. 족욕이나 반신욕으로 발과 다리가 따뜻해지면 땀이 나고 머리가 시원해진다.

머리에는 부교감신경절이 있고, 가슴에는 교감신경절이 있고, 허리에는 부교감신경절이 있다. 머리는 부교감신경이 우세하게 작용하고, 등과 가슴 쪽에는 교감신경이 우세하고, 소화기와 비뇨생식기와 다리는 부교감신경의 지배를 많이 받는다. 몸이 힘들면 교감신경의 흥분이 증가하고 부교감신경의 기능이 떨어진다. 교감신경의 기능조차 떨어진 경우는 탈진이다. 탈진인 경우에 족욕, 반신욕, 목욕을 하는 것은 교감신경의 기능을 더 떨어뜨려 혈압이 많이 낮아지고 쇼크가 발생하며 생명이 위

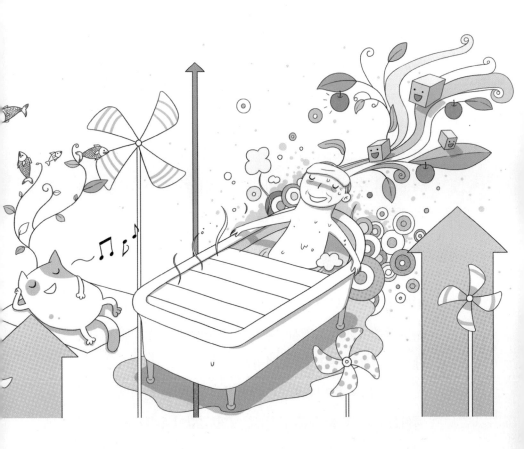

험해질 수 있으니 주의해야 한다.

하지가 차가워지면 하지의 교감신경이 긴장하여 혈관이 수
축되고 혈액순환이 줄어들고 정체된다. 혈액이 정체되면 기, 즉
에너지 생산이 줄어들어 차가워지는 악순환이 생긴다. 머리를
많이 쓰거나 집중할 때 그리고 스트레스가 많으면 교감신경이
흥분하고 혈액순환 장애를 일으켜 뇌에 부종이 생기고 오랜 시

간 누적되면 염증화를 거쳐 열이 생긴다. 정상적인 생리에 의한 열이 아니라 상화相火라고 한다. 체온이 뚜렷하게 올라가지는 않지만 머리가 무거워지고 짜증이 나고 찬물을 찾게 된다.

반신욕은 배꼽 아래의 부교감 신경이 따뜻한 물로 자극을 받아 활발해지고 이로 인해 교감신경의 긴장이 풀리고 다리로 혈액순환이 증가하면서 다리의 체온이 올라가고 생리 기능이 올라가므로 기혈순환이 잘 되는 느낌을 준다. 동시에 머리 쪽의 부교감신경도 활발해지면서 교감신경의 과흥분이 풀리면서 땀이 나고 혈액순환이 증가되어 뇌의 기능이 호전된다. 두통이 가라앉고 머리에 안개 낀 듯한 증상에 잠이 잘 오며, 안압이 내려 눈의 통증이 가라앉고 시원한 느낌을 주며 입 마름이 줄어든다. 때로는 심장의 두근거림도 가라앉는다.

전신욕은 족욕이나 반신욕보다 부교감신경을 선택적으로 자극하는 효과가 떨어지지만 땀이 나면 긴장이 완화되는 효과가 있다.

입욕제로 좋은 한약재로는 당귀, 계피, 연근 등이 있다. 당귀는 보혈화혈補血和血하는 약재로, 혈액을 맑게 하고 혈전을 녹이고 혈의 기능을 좋게 한다. 쌍화탕의 기본 약재이며, 뜨거운 물에 당귀를 담그면 농도가 낮은 당귀탕이 된다. 당귀 성분의 피부 흡수 여부는 알 수 없지만 당귀향이 향기 요법처럼 어느 정도 뇌를 자극한다. 하지만 당귀는 입욕재로 사용하기보다 탕약으로 먹는 것이 훨씬 효과적이다. 당귀가 들어 있는 탕약 중 남녀 구별 없이 먹을 수 있는 것은 쌍화탕이다. 계피에는 항산화제가 상상 이상으로 많이 들어 있으며, 연근은 안신지제, 즉 신경을 안정시키는 기능이 있다.

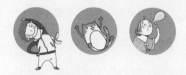

몸짱보다
뇌짱이 더 아름답다

미국 피츠버그대학 연구팀이 70대 노인 300여 명을 대상으로 연구 조사한 결과 걷기 운동을 하지 않을 때는 두 명 중 한 명꼴로 치매에 걸렸지만 40대부터 일주일에 10킬로미터 이상 걷기 운동을 했을 때는 네 명 중 한 명만 치매에 걸렸다. 치매에 걸릴 확률이 절반으로 뚝 떨어진 것이다.

그 이유를 알아내기 위해 MRI 촬영을 해보니 일주일에 10킬로미터 이상 걷기 운동을 한 사람은 인지 기능을 담당하는 전두엽의 크기가 걷기 운동을 하지 않은 사람보다 16퍼센트나 커졌다. 걷기 운동이 뇌의 노화 속도를 더디게 만드는 것이다.

영국 킹스칼리지대학 연구팀 역시 평균 나이 55세인 영국의 일란성 쌍둥이 자매 324쌍의 건강기록을 비교 분석한 결과 다리 근력이 뇌의 정신적 기능과 관련 있다는 연구 결과를 발표했다. 쌍둥이 자매 중 평소 걷기 운동 등으로 다리 근력이 더 좋았던 사람은 10년이 지난 뒤에도 인지 능력을 좋게 유지할 수 있었다는 것이다.

운동을 하면 뇌의 혈액순환이 활발해져서 뇌세포에 많은 산소와 영양소가 공급되고, 뇌에서 발생한 찌꺼기를 빨리 제거하는 효과가 있다. 물론 찌꺼기 생산도 증가하지만 운동으로 인해 얻는 효과에 비하면 무시할 수 있을 정도이다. 하지만 지나치게 운동을 하면 효과는 더 늘어나지 않은 채 활성산소 등의 찌꺼기가 계속 증가하므로 오히려 해가 될 수 있다.

운동할 때 뇌의 사용양은 엄청나다. 공부할 때보다도 더 많은 뇌세포가 관여한다. 그럴싸한 로봇을 만들기가 힘든 이유도 여기에 있다. 사람의 운동 기능을 관장하는 뇌세포를 대체할 로봇을 만들기가 그만큼 복잡하다는 뜻이다. 또한 운동은 신경세포를 회복시키는 신경 성장인자도 많이 생성한다.

유산소운동이 치매 예방에 제일 좋은 예방법 중 하나지만, 짧은 시간 투자로 효과를 얻을 수 있는 방법으로는 '손뼉 치기'와 '발끝 치기'가 있다. 언제 어디서나 가능한 간단한 방법이다. 특히 아침에 일어나 소변을 누고난 뒤 가벼운 스트레칭을 끝내고 누워서 손뼉 치기와 발끝 치기를 동시에 약 5분 정도 매일하면 뇌 활력에 도움이 된다.

손바닥은 많은 신경과 혈관이 분포되어 있고 경락이 발달되어 있다. 손바닥이 자극되면 짧은 시간 하는 운동이지만 신경 자극에 의해서든 경락 자극에 의해서든 혈류 순환이 좋아지고 몸에 열이 나고 땀이 나며 뇌혈류도 증가한다. 또 손이 차지하는 뇌의 운동 영역이 다른 부위에 비해 월등히 넓고 손을 사용하기 위해 대부분의 뇌가 활성화되기 때문에 치매 예방에 효과적이다.

발끝 치기는 발에 발달한 경락이나 신경을 자극하는 효과가 손뼉 치기와 같다. 다리 근육의 수축을 반복하면 다리의 혈류순환이 증가되며 열이 나고 땀이 난다. 열이 나고 땀이 흐르면 교감신경의 긴장이 풀어지고 부교감신경의 활성이 증가되면서 뇌혈류가 증가되고 마음도 안정되고 두통이 사라지고 눈의 통증이 가라앉는다.

유산소운동은 조직에 충분한 산소가 공급되는 상태로 일정 시간 이상(대체로 30분 내외) 하는 운동이다. 산소 소모량이 늘어나 처음에는 포도당을 에너지원으로 이용하지만 결국 지방을 에너지원으로 이용하여 체지방을 줄이는 효과가 따르는 운동이다. 장기간 규칙적으로 하면 부대 효과로 혈압도 내리고 맥박수가 줄어들고, 혈액순환도 개선되며, 심신의 긴장이 줄어드는 효과도 있다.

유산소운동을 유지하기 위해 운동의 강도를 어느 정도로 해야 하는가를 계산해보면 좋다. 심박수를 기준으로 할 경우 이론상 운동으로 허용되는 1분간 최고 심박수를 220으로 본다. 여기에 자기의 나이를 뺀 심박수가 본인 나이에서 허용되는 최대 심박수이다. 가령 60세라면 220에서 60을 뺀 160회가 본인 나이에 허용되는 최대 강도의 심박수이다.

평소 안정 시 본인의 심박수가 70이라면 160−70=90, 즉 심박수 90회가 증가된 160회가 100퍼센트 강도이다. 초보자여서 운동 강도가 60퍼센트 이하라면 유산소 운동이 되고, 이럴 경우 심박수 증가는 최대 심박수 증가량의 60퍼센트인 90×0.6=54로 54회 정도 증가한 70+54=124, 즉 1분간 심박수가 124회 정도까지의 운동이 유산소운동이다. 체력이 증가하면 운동의 강도를 올려도 여전히 유산소 운동이 될 수 있다. 중급자는 70퍼센트 정도까지이고 이를 넘어서면 무산소운동이 되기 시작한다. 숙달된 운동선수도 85퍼센트 이상의 강도로 운동을 하면 무산소운동이 된다.

산소가 부족한 무산소 상태에서 에너지 생산을 늘리면, 즉 운동의 강도가 강해지면 부산물로 젖산이 근육에 쌓이고 쥐가 나고 빨리 피로해진다. 하지만 운동하면서 심박수를 체크하기는 힘들기 때문에 30분간 운동을 유지할 수 있는 강도의 운동이 적절하다고 본다.

유산소운동은 치매 예방에 많은 도움이 되지만 무산소운동은 오히려 나쁠 수도 있다. 물론 유산소운동도 적당하게 하는 것이 좋다. 도가 지나치면 활성산소나 병리적인 베타아밀로이드 같은 내부 독소도 증가하여 득보다 실이 커질 수 있기 때문이다. 다행히 무산소운동은 오래 지속할 수 없어 결국 큰 해를 입히기는 어렵다.

근력 운동이 뇌신경 세포를 성장하게 하는 호르몬 분비를 촉진시킨다는 연구 결과도 있다. 그러나 무리할 경우 오히려 도움이 되지 않을 수도 있으니 자신의 연령과 체력에 맞게 조절하는 것이 좋다. 근력운동도 어느 강도까지는 유산소운동이 될 수 있으나 강도가 심해져 과다한 힘을 사용하다 보면 무산소운동으로 바뀐다. 또한 전신운동의 효과도 떨어지므로 치매 예방에는 유산소운동이 효과적이다.

운동의 강도는 어느 정도가 적당할까? 가능하면 매일 유산소운동과 근력운동을 번갈아 가면서 하는 것이 좋다. 운동의 강도는 심장박동수로 조절하는 것이 효과적인데 40대 이전에는 1분에 130 전후, 60대까지는 120 전후, 70대 이후는 110 이하가 되게 하는 것이 좋다. 심박수 계산법은 '〈(220-나이)-평소 심박수〉×운동강도+평소 심박수'로 계산하면 된다.

운동 강도는 대체로 50~70퍼센트가 적당하고 50퍼센트 강

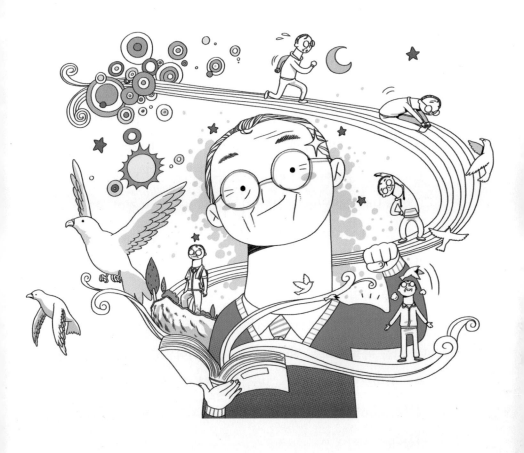

도로 하려면 0.5를, 70퍼센트 강도로 하려면 0.7을 운동 강도로
곱해준다. 복잡하고 운동하면서 맥박을 측정하는 것도 번거로
우므로 본인의 체력에 따라 소화할 수 있는 강도로 조금씩 강화
하면 된다. 매일 운동을 제대로 하기 힘들면 매주 등산을 다니
는 것도 괜찮다.

　운동 시간은 점점 늘려 최소 30분 이상 하는 것이 좋다. 엉덩
이가 가벼워 자주 움직이는 것이 좋고, 바지런해야 한다. 잘 사

용하지 않는 근육도 골고루 사용하는 것이 기혈순환을 일으켜 운동의 효과를 높인다. 짬짬이 스트레칭과 다리운동, 즉 앉았다 일어났다 하는 운동을 매시간마다 2~3분씩이라도 하는 것이 좋다. 단순한 반복운동보다는 머리를 같이 사용해야 하는 기술을 필요로 하는 운동이 뇌에 더 좋은 효과를 준다.

가능하면 지하철이나 건물에서 계단을 이용하는 것이 좋고, 가끔 누워서 다리를 높여 물리적으로 뇌에 피가 많이 돌게 하는 것도 좋다. 누워서 팔다리 흔들거나 손바닥, 발바닥을 부딪치는 운동도 도움이 된다.

"관상보다 골상이, 골상보다는 심상이 중요하다"는 말이 있다. 고운 마음은 고운 얼굴을 만들고, 인위적으로 가꾼 미모나 타고난 미모보다 더 곱다. 그만큼 마음이 중요하다. 마음은 머리에서 나오지 심장에서 나오지 않는다. 뇌짱은 따뜻한 가슴도 만든다.

뇌 가꾸기도
마음이 하는 일이다

⋮

50대 후반의 중년 O씨는 평범한 가장이자 남들과 다를 바 없는 직장인이다. 하루하루 쫓기듯이 살다 보니 몸과 마음이 많이 지쳤다. 어느 날 문득 아내와 아이들은 잘 지내는 것 같은데 자신만 가족들한테 소외된 것 같고 방치된 것 같고 우울한 생각이 들었다.

회사 일도 손에 잘 안 잡히고, 왜 이러고 살아야 하는지 모르겠다는 생각이 든다. 최근에는 감정 조절이 안 되어 불같이 화를 내는 경우도 점점 더 잦아지고, 가까운 친구들은 그에게 성격이 좀 변한 것 같다고 말한다. 비교적 온순한 편이었는데, 좀 과격해졌다고 한다.

급격한 감정 변화도 치매의 증상일 수 있다는 생각에 상담을 신청해왔다. 아무래도 마음의 병이 육체 건강에도 문제를 가져오고, 심신의 병이 결국 치매까지 불러오는 것 같다는 것이다.

나이 먹고 감정 조절도 제대로 못 하는 자기 자신한테도 화가 나고, 자신을 그렇게 만든 가족들과 이 사회에도 화가 난다고 했다. 화를 낸다고 해서 문제가 해결되는 것도 아닌데 왜 많은 사람들이 화를 낼까?

대부분의 사람들은 남에게는 엄격하고 자신에게는 관대하다. 남을 흉보기는 쉬워도 자신을 흉보기는 어렵다. 항상 자신의 마음을 들여다보아야 한다. 우리의 머리는 자동적으로 남을 탓하게 된다. 그렇지만 가만히 들여다보면 내 탓이 없는 경우가 별로 없다. 남을 탓하기 전에 자신의 허물을 바라보면 전두엽이 발달되고, 혹시 나이가 들어 치매에 걸려도 예쁜 치매가 될 가능성이 많아진다.

유비추리類比推理라는 말이 있다. 보통 줄여서 유추類推라고 한다. 자연계의 현상, 즉 자연현상을 이해하여 인생사나 질병을 유추하여 이해한다. 이런 것이 모여 학문이 된 것을 『주역』이라 한다. 우리나라 『동의보감』 같은 청대에 발간된 의학입문서에는 『주역』을 모르고는 의醫를 논하지 말라는 말이 있다. 즉 자연의 진리를 알면 질병을 이해할 수 있지만 자연현상을 이해하지 못하면 질병의 본질을 알기 어렵다는 말이다.

우리가 사는 지구는 태양이 주는 뜨거운 에너지陽와 바닷물의 찬 기운陰이 조화를 이루어 온화한 환경陰陽調和을 만들어낸다. 그 속에 인간을 비롯한 많은 생물들이 오랜 기간 환경의 영향을 받아 적응하고 변화하면서 생존해왔다. 자연환경을 우주라 하고 우리 몸에도 환경에 대응하는 변화가 생기므로 인체를 소우주라고 하기도 한다.

소우주의 모습을 축소하여 그려보면 물이 든 솥에 불을 살짝 지펴놓은 모습이다. 불이 세지 않아 물의 온도가 36.5도로 유지되고 있다. 바로 우리 몸을 간단하게 도식화한 것이다. 나이가 들면 음도 양도 줄어든다. 즉 물도 불도 줄어든다. 불은 커졌다 작아졌다 한다. 물이 작아지면 불의 세기에 따라 물의 온도 변화가 커진다.

나이 들면 추위에도 약해지고 더위도 잘 참지 못하게 된다. 또한 뇌도 잘 흥분하기도 잘 가라앉기도 한다. 잘 흥분하므로 노인이 되면 섭섭함이 많아지고 화를 잘 내며 잠이 적어지고 입이 마른다. 반대로 잘 가라앉기도 하므로 기가 가라앉고 쉽게 피곤해지며 노인성 우울증이 생기기도 한다. 충동억제기능이 줄어들어 잘 흥분하는 것이나 물이 적어져 빨리 뜨거워지는 것은 같다. 뜨거워지면 흥분하기 쉽고 충동억제가 어려워진다. 물이 차가워지면 역동성이 가라앉는다. 능동적 행동이나 의지력이나 활동력이 약해지게 되고 우울해질 수 있다.

마음수련에 관심을 갖는 이들이 많아지고 서점가에도 관련 책들이 꾸준히 등장하는 걸 보면 바삐 살아가는 현대인들이 안정감을 느끼지 못해 정신적인 여유를 갈망하고 있는 게 아닌가 싶다.

마음수련법에 대해서는 잘 모르지만 매일매일 하루의 일과를 되짚어보고 자기반성을 하는 것은 기억력 강화에도 도움이 된다. 또한 자신을 긍정적이고 영혼이 맑은 사람으로 가꾸어가는 방법이 될 것이다. 영혼이 맑은 사람은 치매에 걸려도 맑고 예쁜 치매가 될 가능성이 많다.

자기반성도 기도나 마음수련 등의 방법으로 하는 것이 도움이 된다. 잠들기 전에 하루를 되돌아보고 반성해보자. 문제가 생기거나 마음이 불편할 때에도 깊게 담아두지 않고 바로바로 마음을 정리하는 것이 좋다. 상대에 대한 불편한 마음은 내 마음도 그렇기 때문에 생긴다. 내 마음이 너그러우면 불편한 마음이 일어나지 않는다. 마음 그릇을 키워야 한다.

사람은 누구에게나 선한 모습이 있다. 슈퍼에고superego, 즉 초자아라고 할 수도 있고, 내 안에 존재하는 부처나 예수의 모습일 수도 있다. 이런 모습은 본능 이드id나 원죄 또는 습習으로 가려져 있다. 습관적으로 살면 변화를 기대할 수 없다. 진정한 행복은 나를 바꾸어갈 때 가능해진다.

인간은 살아가는 이유를 대부분 모르거나 의식하지 못한 채 습관적으로 살고 있다. 우리가 살아가는 이유가 단지 살아 있기 때문이라는 생각을 가진 사람들도 있다. 대부분의 사람들은 좀 더 큰 행복을 찾기 위해 살아간다. 또 사후에 구원 받으려는 목표를 가지고 사는 사람도 있고, 자신의 내면을 성장시키고 성숙해가려고 사는 사람도 있다. 각자 삶의 목표는 다 다르다.

의식적이든 무의식적이든, 구원을 받기 위해서든 내적 성장을 위해서든 우리는 행복을 추구한다. 비록 현재 불행하게 살고 있더라도 불행해지려고 사는 사람은 없다. 누구나 행복을 원한다. 그러기 위해 돈을 더 가지려 하거나 여러 가지 실력을 쌓고 키우거나 하며 각자 자신만의 방법으로 애를 쓴다. 이런 다양한 방법을 단순하게 정리하면, 행복은 더 많은 것을 알고 느끼는 데서 온다. 새로운 것을 더 많이 알게 될 때 행복해진다.

돈을 더 가지고 마음껏 쓰는 것도, 여러 가지 실력을 갖추는 것도, 예쁜 배우자를 얻는 것도, 더 좋은 것을 얻는 것도, 맛있는 음식을 먹는 것도 따지고 보면 궁극적으로는 더 많은 것을 느끼고 알기 위한 수단일 뿐이다. 하지만 이처럼 나를 위해 '아는 것'은 계속해서 행복을 가져다주지 못한다. 아무리 좋은 음식도 질리게 마련이고, 사랑도 처음만 못하고 변해간다. 인간은 늘 항상 새롭고 다양한 알거리를 갈망한다.

이렇게 단순히 알고 느끼는 것이 주는 행복은 한계가 있다. 반면에 신앙생활로 인한 행복이나 내적 성장을 위한 행복은 무한하다. 질리지도 않는다. 자신만을 위해 단순히 경험하면서 알고 느끼는 것보다 진실을 알고 느끼는 것이 소중하다. 진실을 알게 되는 것을 넘어서 진리로 이해되면 진정으로 즐겁고 무한한 행복과 말할 수 없는 만족감을 느낀다. 이로 인해 진정한 감사가 절로 우러나온다. 그런 의미에서 종교를 갖는 것은 도움이 된다.

진실로 안다는 것은 상대와 하나가 되는 것이다. 분별심이나 편견이나 판단이 끼어들어서는 안 된다. 그저 있는 모습 그대로를 받아들여야 가능하다. 진실하게 하나가 되면 진정한 이해가 된다. 진정한 이해는 나를 불편하게 만들거나 감정을 상하게 하거나 마음의 변화를 일으키는 것들이 완전히 녹아들었다는 의미이다. 완전히 녹아들면 진리가 보이고, 금은보화와 같은 즐겁고 행복한 마음과 만족감이 흘러나온다. 이러한 행복은 질리거나 작아지지 않으며, 인생을 진정 행복하게 만든다. 또한 진정한 감사에서 우러나오는 마음의 에너지는 큰 힘을 발휘한다.

이 모든 것을 머리로는 알면서도 삶으로 실천하기란 쉽지 않다. 쉽지 않으니 '수련'이란 단어가 붙은 것일 게다. 나 역시 하루하루가 마음수련의 과정에 놓여 있다.

여유를 갖는 것도 웃고 사는 것도 뇌의 피로를 줄이고 뇌의 노화를 더디게 한다. 일소일소一笑一少 일로일로一怒一老라는 말처럼 웃으면 부교감신경이 활성화되고, 특히 크게 소리 내어 웃으면 폐의 압력이 높아져서 뇌로 혈액이 많이 가므로 뇌가 젊어진다. 반면 화를 내면 교감신경이 과흥분되고 뇌혈관이 과다하게 수축되어 혈액순환장애가 생기므로 뇌가 피로해진다.

많이 웃고 감사하고 사랑하며 사는 것이 뇌를 가꾸는 일이다.

Chapter 4

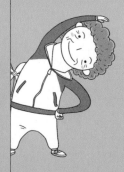

처 음 부 터   미 운   치 매 는   없 다

치매 환자의 행동을 이해하지 못해 화를 내거나 야단을 치거나 무시해서는 안 된다.

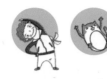

치매가
집안을 뒤흔든다

50대 주부 K씨는 치매에 걸린 시어머니를 모시고 산다. 직장 생활로 바쁜 남편과 공부하느라 바쁜 아이들은 겨우 주말에만 잠시 도와줄 뿐 평소에는 하루 24시간 시어머니의 일거수일투족을 혼자 감당하고 수발해야 한다. 주말에만 같이 있는 가족들도 너무 힘들어서 약속을 핑계로 빠져나가려고 하는데, 하루 이틀도 아니고 지난 5년을 이렇게 살아왔으니 오죽하겠는가.

정신적으로나 육체적으로 너무 힘들고 지쳐서 다 그만두고 싶은 심정이다. 그러나 차마 행동으로 옮기지는 못한다. 어머니가 억울한 소리도 하고, 거짓말도 하고, 이모님이나 시누이한테 전

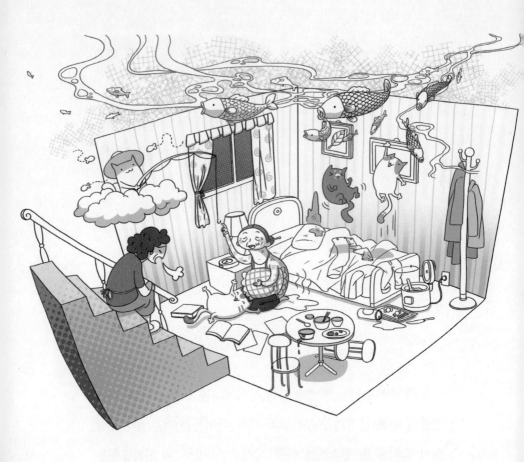

화 걸어 자신이 어머니를 구박한다느니 밥도 제대로 안 준다느니 하며 엄한 소리를 하실 때면 가슴이 답답하고 터질 것 같다.

　평소에는 잘 참는 편이지만 종종 감정 조절을 못하고 큰 소리가 나는 경우도 있는데, 남편은 이러지도 저러지도 못한 채 뒤로 물러나 있다. 아프시기 전에는 경우 바르고 상식이 분명한 분이셨는데, 같은 사람이 맞나 싶을 정도로 영혼이 바뀐 듯하다.

상대를 이해하면 오해가 풀리듯 치매 환자를 돌보는 가족이나 간병인은 치매 환자의 특이한 증상과 정신심리상태와 문제행동에 대하여 어느 정도 이해할 필요가 있다. 치매 증상에 대한 이해 없이는 환자의 행동이나 심리 상태를 받아들이기가 어렵고, 그로 인해 가족들이 육체적·심리적으로 더 어려움을 겪을 수 있다.

치매는 종류도 다양하고 나타나는 증상도 다양하다. 하지만 가장 흔한 알츠하이머 치매를 중심으로 알아두면 환자에 대한 이해의 폭이 넓어질 수 있다.

● 기억 장애

깜빡거린다는 말을 많이 한다. 당연히 기억해야 할 약속을 잊어버리거나 어떤 일을 하려던 것을 잊어버려 못하게 될 때 깜빡 잊었다고 한다. 차를 어디에 주차했는지 기억이 나지 않거나, 친구와의 약속을 자주 잊어버리거나, 찌개를 끓이다가 새까맣게 태우는 등 살아가는 데 문제가 되므로 스스로 자신의 기억이 떨어진 것을 알게 된다.

기억중추인 해마가 약해지면 금방 잊어버리는 일이 증가한다. 해마와 신피질 사이에 시냅스도 약하게 형성되기 때문에 기억의 저장이 약해지고 빨리 사라진다. 이러한 이유로 새로운 시냅스를 필요로 하는 최근기억이 오래 유지되지 못한다.

이런 노화 과정이 진행되어 알츠하이머 치매의 초기가 되면 기억 장애 증상으로 직장이나 사회생활이 힘들어진다. 단기기억이 떨어지면 방금 시킨 일이 기억나지 않아 딴짓을 하게 되고, 그나마도 취약해 금방 기억에서 사라지므로 멀리 심부름을 보낼 수도 없게 된다.

초기 치매에서 기억 장애의 정도는 최근 일주일 이내에 본인이 경험한 중요한 사건을 전혀 기억을 못하고 그 사실을 똑같이 재현해주어도 기억이 전혀 없어 생소하게 느낀다. 예를 들면 지난주에 시집간 딸이 오랜만에 왔다 갔다. 딸이 왔었던 사실을 전혀 기억을 못하는 남편에게 딸이 냉면을 사주어 좋지 않았느냐고 기억을 일깨워 주어도 기억을 못한다.

다른 경우로 "자동차 키를 갖다달라고 했는데 여태껏 뭐하고 있냐?"고 역정을 내면 "언제 부탁을 했느냐?"고 기억이 전혀 없어 오히려 화를 내는 경우도 빈번해진다.

이렇게 사건에 대한 기억 전부가 없어지는 기억 장애와 달리 부분적으로 기억하거나 단서를 주면 기억이 나는 경우는 기억력 저하는 치매가 아니다. 하지만 치매는 아니더라도 뇌 기능이 나빠지면서 나타나는 증상으로 보아야 한다.

중기 치매가 되면 기억 장애가 심해지고 이와 함께 여러 가지 기능이 나빠지면서 남의 도움 없이 일상생활을 하기가 어려워진다. 오전에 있었던 중요한 일조차 기억나지 않는다. 밥을 먹고 또 달라거나 양치질을 하루에 열두 번도 더 할 수도 있다. 이러한 사건기억의 장애가 심해지고 살면서 수 없이 반복하여 다져온 의미기억과 기술적 기억도 약해진다.

즉 신혼여행에서의 추억(사건기억)같은 것은 벌써 없어지고, 늘 쓰던 단어의 뜻을 모르거나, 시간 장소에 대한 지남력이 약해지거나, 심하면 배우자의 얼굴(의미기억)도 점점 잊어버리고, 밥을 먹거나 세수를 하거나 일상적인 생활을 영위하는 방법(기술기억)도 잊어버린다.

말기가 되면 새로운 기억을 거의 할 수 없고 과거 기억도 많이 사라져 배우자나 자식의 얼굴 정도만 겨우 알아보게 된다. 단편적이고 피상적인 것만 기억하게 되며 대부분의 시간을 누워서 지내는 경우가 많다.

노화의 과정으로 나타나는 알츠하이머 치매와 달리 혈관 치매는 주로 뇌경색으로 오는 경우가 많은데, 경색이 일어난 부위와 정도에 따라 갑자기 특별한 증상이 나타난다. 좌측 뇌가 손상되면 말하고 읽고 쓰는 언어기능 장애와 계산력 장애 등의 증상이 갑자기 나타날 수 있다.

우측 뇌가 손상되면 우측 뇌에 장기기억으로 저장되어 있던 공간에 대한 시각적 인식능력 장애가 생겨 길눈이 어두워지거나 입체적인 감각이 떨어져 넘어지거나 음악적 감각 등이 떨어진다. 하지만 해마는 크게 손상되지 않아서 초기에는 작업기억의 소실이 적으며 최근기억 장애가 알츠하이머보다 약하다.

　＊기억 장애로 인해 가족이나 간병인을 힘들게 하는 경우

　- 계속 같은 질문을 하거나 같은 말을 듣기 짜증나게 계속
　　되풀이한다.

　- 밥을 여러 번 먹고도 안 먹었다고 한다.

　- 양치질, 세수 등을 하고 또 한다.

　- 의심이 많아지거나 상대가 거짓말한다고 우긴다.

　다 같은 이유이다. 해마의 작업기억 능력이 떨어지는 단기기억 장애로 방금 한 말이나 내용이 기억나지 않아 반복하게 되는 것이다.

●언어 장애

　알츠하이머 치매에서는 기억 장애보다 언어 장애가 상대적으로 늦게 나타난다. 기억중추인 해마가 먼저 나빠지기 시작하고 뒤이어 나머지 측두엽과 두정엽 그리고 전두엽으로 병이 진행되는 경우가 많기 때문이다. 기억 장애는 실생활에 필요한 최근기억이 빨리 사라지므로 초기에도 표가 나지만 언어는 수없이 반복적으로 다져온 장기기억이기 때문에 일과성인 최근기억 장애보다 비교적 늦게 나타난다.

또 기억 장애가 일상생활의 지장으로 바로 연결되지만 언어 장애는 심해지기 전까지는 겉으로 잘 드러나지 않는 이유도 있다. 초기에 나타나는 증상은 빈번하게 사용하던 단어도 떠오르지 않거나, 평소 잘 알던 사람의 이름이나 물건의 이름이 금방 떠오르지 않아 말을 끌거나 명사나 고유명사 대신 '저기, 그것' 등 대명사로 대체하는 경우가 많아지면서 말을 더듬는다.

복잡한 대화의 내용을 잘 이해하지 못하는 정도의 언어 장애 증상은 초기부터 발생하지만 주의 사람이 알아채기까지는 시간이 걸린다. 조금 더 진행되면 대화의 주제를 잊어버리거나 중요한 맥락을 유지하지 못한다.

중기로 접어들면 쉬운 말귀도 못 알아듣거나, 표현력이 많이 떨어지거나, 잘못 발음하거나, 문법에 맞지 않거나, 발성이 서툴러지거나 말의 의미가 혼동되거나 하여 의사소통에 문제가 발생한다. 표현이 더욱 힘들고, 말을 반복적으로 하거나 남의 말이 이해가 잘 되지 않는다.

말기가 되면 욕구나 요구사항을 부적절한 발성이나 단어로 말하기도 한다. 무언증 상태에 빠지거나 반복적인 발성이나 신체 행위로 나타내기도 한다. 말귀도 전혀 못 알아듣고 기억이 심각하게 감소하고 의식이 왔다 갔다 한다.

●계산 능력 장애

　요즈음 웬만하면 카드로 결제하여 보기가 쉽지 않지만 지갑이나 주머니에 잔돈을 가득 넣고 다니는 가족이 있다면 한번쯤 계산 능력이 떨어진 치매 증상이 아닌지 눈여겨볼 필요가 있다. 계산 능력 장애는 알츠하이머 치매의 경우 측두엽과 두정엽으로 병이 진행되면서 나타나는데 언어 능력이 떨어지기 시작한 이후에 나타나기 시작하는 경우가 많다. 수리 개념이 떨어지면 경제 행위가 불가능해지므로 재산을 정리할 필요가 있다. 은행 업무나 청구서 처리 등의 어려움이 직접적으로 나타난다.

●시공간 기능 이상

　좌측 뇌가 주로 언어 기억을 우측 뇌는 비언어적 기억인 사실적 정보를 주로 저장한다. 우측 뇌가 손상을 받으면 잘 아는 길인데도 낯설어 보이거나 길을 잃게 되고, 사물을 관찰하거나 그림을 그리거나 사람 얼굴을 알아보는 것이 어려워진다. 공간을 시각적으로 인식하는 기능에 대한 장애를 의심해야 한다. 때로는 잘 넘어지거나 부딪치는 경우 무시증후군에 대해서도 검사를 받는 것이 좋다.

●기획 기능 장애

　전두엽은 우리 뇌의 다른 부분과 신경망으로 연결되어 있어

각 부분의 정보를 취합하고 운용한다. 이를 바탕으로 필요한 어떤 목적을 달성하기 위한 과정이 기획 기능이다.

기획 기능은 목적을 위해 계획을 수립하고, 실행하며, 새로운 정보를 받아들이고, 이를 바탕으로 실수를 인식하고, 계획을 수정하고 전환시키며, 효과에 대한 기대와 결과를 스스로 판단하는 등의 다양한 기능이다.

기획 기능이 정상이면 성공적인 사회생활과 독립생활, 즉 경제 행위나 약을 챙겨 먹는 것, 장보기, 집안일 하기, 전화 사용, 음식 준비, 돌아다니기 등이 가능하다.

알츠하이머 치매에서는 기획 기능 장애가 중기부터 주로 발생하지만 파킨슨 치매에서는 기획 기능 중 계획을 수립하는 것과 실행 기능의 첫 시작을 못하는 현상이 가장 먼저 나타난다. 행동변이형 전두측두 치매에서는 초기부터 기획 기능을 상실하여 이상행동을 한다.

피질하혈관 치매나 전두엽 손상이 발생한 다발성뇌경색 치매에서도 기획 기능 장애가 기억 장애보다 빨리 오므로 치매로 인식하기까지 다소 시간이 걸릴 수 있다.

● 주의력과 집중력 장애

치매 초기에는 간단한 일에 대한 주의력과 집중력 장애가 뚜렷하지 않다. 간단한 숫자 나열 정도는 가능하다. 하지만 복잡한 과제에 대한 어려움은 일찍 발생한다. 혈관 치매보다 알츠하 이머 치매에서 집중력 장애가 심하다.

●문제행동

치매의 문제행동에는 가벼운 건망증으로 발생하는 문제에서 심각한 기억 장애로 인한 문제까지, 그리고 단순히 길을 잃는 정 도에서 눈앞의 사물을 인식하지 못해 발생하는 문제까지, 단순한 짜증이나 신경질에서 폭력적 행동이나 성 도착증까지 다양하다.

신경정신병적 증상으로는 안절부절못함이 가장 많아 환자 중 약 3분의 2 정도가 발생하고 그 외에 망상, 오식별, 환각 증상이 많다.

알츠하이머 치매의 초기에는 문제행동보다 기억감소로 일상 생활에서 목적지를 못 찾거나, 약속을 잊어버리거나, 질문을 반 복하는 경우가 많다.

혈관 치매나 전두엽 손상으로 시작되는 경우는 화를 잘 내거 나, 성격이 바뀌거나, 감정이 출렁이는 경우가 많다.

치매가 점차 진행되면서 문제행동도 다양해지고 횟수도 증가 한다. 중기에 이르면 질문을 반복하는 정도가 심해지고, 물건을 감추거나, 쌓아두거나, 낯선 사람에게 과도한 친밀감을 표시하 거나, 환각과 망상, 분노폭발 등을 보여 간병에 어려움이 많아 진다.

말기에 이르면 안절부절못하고 초조해하는 마음은 증가하지만 도전적인 행위는 줄어든다. 인지력이 거의 소멸되고, 행동이 둔하고 느려지며, 반복적인 행위가 증가하고, 자극인식과 이해력이 감소한다. 무감각하고 무기력해지며 옷 입기, 식사하기, 용변보기, 움직임 등 평생 해오던 일상적인 일조차 하기 힘들어진다. 전혀 이해할 수 없는 말을 지껄이게 되는 것도 치매의 말기 증상이다. 간병이 더 요구되지만 환자의 행동이 예상 가능하므로 오히려 간병하기 수월해진다.

이처럼 치매의 증상이나 환자의 문제행동을 이해하면 환자에 대한 화나 실망을 줄이고 정서적으로 대비할 수 있어 환자를 간병하는 데 도움이 된다.

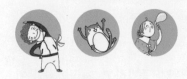

존중하고
존중하고 존중하라

·
·
·

치매 환자는 기억력을 비롯한 여러 분야의 인지 기능이 점점 감소해간다. 인지 기능이 감소한 만큼 겉으로 이상하고 모자라는 생각과 행동을 많이 보인다. 나름대로는 현실을 인식하고 상황을 판단하지만 필요한 여러 가지 기억이나 인식이 부족하므로 혼란스러워진다. 하지만 혼란한 상황을 정리하고 극복하는 능력도 부족하여 그 순간 머리에 떠오르는 대로 행동하는 것이다. 그 결과로 나타나는 행동을 일반인의 눈으로 보면 이상하고 모자라 보이는 게 당연하다.

60대 초반의 M씨는 오랜만에 초등학교 동창회에 갔다. 한 친구가 반갑게 맞아주며 자신을 모르겠냐고 한다. 제 기억에서 빠져나간 기억의 단서가 하나도 떠오르지 않아 당황하고 있는데 친구의 얼굴에 실망의 눈빛과 기분이 다소 언짢아진 모습이 보인다. 자신이 누구이며 학창 시절 친하게 지나지 않았느냐고 힌트를 준다. 그래도 모르겠다는 표정을 보이자 자존심이 상한 듯 자리를 옮긴다. 돌아와 며칠이나 기억을 되짚어보니 어렴풋이 그 친구가 떠올랐다.

이처럼 친구에 대한 기억이 없어 당황스러워지는 것과 같은 상황이 기억력이 떨어진 치매 환자에게는 여러 분야에서 다반사로 일어난다. 하지만 그 친구에 대한 기억이 없는 것 외에 다른 문제는 없으니 자신이 정상이라고 생각하는 것처럼, 치매 환자도 자신이 뭔가 잘못 되었다는 것을 느끼긴 해도 자기중심적으로 합리화하여 본인 스스로는 옳다고 생각한다.

치매 환자는 기억이 점점 빠져나간다. 특히 가까운 기억이 더 심하지만 먼 기억도 자꾸만 빠져나간다. 말기로 접어들면 매일 해오던 일상적인 행동, 즉 밥을 먹거나 세수하는 방법도 기억에서 사라져간다. 뿐만 아니라 기억을 회상하는 능력이나 노력도 감소하고 회상해야 할 이유도 잘 모르게 된다.

치매 환자이신 장모님이 어느 날 벽시계가 고장 났다고 하셨다. 건전지를 갈고 보니 초침이 안 보였다. 귀에 대보니 시계 소리가 들렸다. 역시 고장은 아니었구나 생각하고 제자리에 걸며 장모님께는 시계를 고쳤다고 했다.

다음 날 또 시계가 고장 났다고 했다. 시계를 보니 시간이 맞다. 장모님은 조금 전에 본 시간이 기억나지 않으니 시계가 움직인 것을 알 수 없었던 것이다. 초침이 움직이는 시각적 효과가 필요했다. 그날 바로 초침과 시계추가 있는 벽시계로 바꾸었다. 이후로는 시계가 고장 났다는 말씀을 하지 않으셨다.

귀가 인사로 "저녁 드셨어요?"라고 하면 분명히 저녁을 드셨음에도 안 드셨다고 할 때가 더 많다. 드셨다고 하실 때는 기억이 맞는지 확인하고자 무얼 드셨냐고 물으면 기억이 잘 나면서도 "먹을 걸 먹었지" 하며 둘러대신다. 안 드셨다고 하실 때도 정색하며 "아줌마가 저녁 드셨다고 하는데요?"라고 하면, 버럭화를 내면서 "안 먹었어! 내가 그것도 모를까봐!" 하신다.

장모님에게는 저녁 먹은 기억이 남아 있지 않으니 당연히 드신 적이 없는 것이다. "내가 모를까봐!" 하시는 것은 당신 스스로는 정상이라고 생각하기 때문이다. "내가 밥을 먹은 기억이 없는데 왜 너는 나보고 먹었다고 하느냐?" 하는 것이다. 이럴 때는 다시 조금 식사를 드리든지 같이 식사하시자고 하면 오히려 "배불러 생각이 없다"고 하신다. 그러니 정색하고 따질 일이 아니다. 따지면 따질수록 혼란스러워지기만 한다.

때때로 저녁에 당신 집으로 가겠다며 밖으로 나가려고 하신다. 갑자기 이 집이 낯설게 느껴지시는 모양이다.

"어디로 가시려고 그래요?"

"우리 집에!"

"팔고 없는데요. 갈 데가 없으시잖아요."

"그럼 봉순이 집에!"

동생 집으로 가겠다고 하신다.

"애들이 싫어해요."

"그래도 어디든 가야 해! 여긴 이상해!"

"네, 그럼 내일 같이 가요." 하고 진정시킨다.

증상이 많이 호전되셔서 함께 생활하던 간병인 대신 낮에만 근무하는 사람을 두었다. 환경이 바뀌어서 그런지 밤새 주무시지 않고 돈을 세고 또 세며 밤잠을 설치신 모양이다. 그런 다음 날은 어김없이 혼동이 생긴다. 갖고 계신 돈이 모자란다고, 만 원이 모자란다고 한다. 그 전날 미용실에서 커트를 하신다고 아주머니가 모시고 다녀왔다. 미용실에서 만 원을 쓰신 모양이다.

잃어버렸어도 만 원밖에 안 되고, 방 안 어딘가 있을 거라 생각하시라고 계속 말씀드린다. 다른 가족들을 깨우면 다음 날 일하는 데 너무 힘드니까 우리를 위해서라도 그냥 주무시라고 반복해서 말씀드린다. 치매 환자는 대체로 돈에 대한 집착이 크다. 때로는 설명이나 교육도 반복적으로 꾸준히 해야 한다.

머리를 감고 또 감고 하루에 열두 번도 더 감는다. 처음에는 아내가 왜 자꾸 머리를 자꾸 감느냐고 야단을 하다가 이제는 포기하고 안 감는 것보다야 낫다 생각하며 그냥 지나간다.

어린아이가 혼자 있는 걸 두려워하고 엄마를 기다리듯 딸이 일찍 귀가하지 않으면 안절부절 못하고 왜 안 들어오느냐고 묻고 또 묻고 보챈다. 사업상 늦게 들어와야만 하니까 기다리지 말고 주무시라고 하면 "아무리 생각해도 이해가 안 돼. 왜 안 들어오는 거야? xxx!" 하며 욕까지 하신다. 이럴 땐 전화를 자주 드려 마음을 풀어드린다.

치매 환자 스스로는 늘 정상이다. 기억이 없어지고 남아 있는 기억끼리 연결도 잘 안되지만 나름대로 이해하려고 노력하는 경우가 많다. 이런 이해의 과정에서 나오는 행동이나 생각이 정상인의 눈에는 이상하게 보여 왜 그런 행동이나 말을 하느냐고 따지거나, 이해의 폭보다 더 큰 상황 변화나 요구를 받으면 혼란이 생기며 그만 모든 것이 엉클어지고 만다. 상황을 이해하지 못하면 혼란스러워진다. 수행할 수 있는 능력보다 더 큰 요구를 받으면 부담스러움에 그나마 겨우 유지되던 정신기전마저 흔들리고 만다.

치매 환자의 행동을 이해하지 못해 화를 내거나 야단을 치거나 무시해서는 안 된다. 어린아이 같은 행동을 한다고 해서 무시하는 것은 상태를 더 악화시킬 뿐이다. 진짜 어린아이도 존중

받아야 하는데 하물며 한평생 열심히 살아오신 어르신을 존중해야 하는 건 당연한 도리이다. 어린아이를 존중하는 마음으로 가르치고 달래듯 치매 환자에게도 존중과 인내가 필요하다.

기억이 떨어지고 정신기전이 느리지만 스스로는 정상이라고 느끼듯, 욕을 하거나 자존심을 건드리면 생각보다 상처가 심하고 오래 간다. 어린아이에게 야단을 치면 마음의 상처가 오래 간다. 왜 야단을 맞는지 이해도 잘 되지 않는다. 욕하고 야단치는 것도 상대가 수용할 그릇이 될 때 가능하다. 그릇이 작을 때 욕을 먹으면 서운함과 원망만 오래갈 뿐이다. 그러니 존중하고 존중하라. 오히려 문제 상황을 해결하는 열쇠가 될 수도 있을 것이다.

치매 환자에게 해서는 안 되는 말을 다시 정리하자면,
– 판단력이 떨어져서 하는 행동을 야단치면 안 된다.
– 기억력의 문제를 자꾸 상기시키지 않는 것이 좋다.
– 자존심을 건드리는 말이나 욕은 좋지 않다.
– 너무 과하거나 복잡한 요구로 혼란을 주는 것은 좋지 않다.
– 잘 흥분하므로 충동적인 말은 삼가야 한다.
– 쉽게 불안해하므로 요양원으로 보낸다거나 하는 말은 삼가야 된다.
– "왜?" 하면서 따지지 말고 "예!" 하고 수용해야 한다.

– 따지지는 않더라도 반복적인 교육은 필요하다.

– 모든 것을 환자 눈높이에서 바라보는 것이 좋다.

결국은 사랑이다

치매 환자에게 제일 좋은 환경은 가족과 함께 살거나 가족적인 환경에서 사는 것이다. 귀여운 손자손녀가 같이 있다면 더욱 좋을 것이다. 치매 환자도 초기 일정 기간 동안은 비록 불안정하지만 독립생활을 유지할 능력이 있는 경우도 있다. 무엇보다 초기 치매 환자뿐만 아니라 노인에게 제일 필요한 것은 사회성의 회복이다. 독거노인에게 가족이 생기는 것은 치매의 치료와 예방의 첫걸음이다.

치매 환자에게도 마찬가지이다. 대가족이 치매 예방과 치료에 제일 좋다. 하지만 현실은 그렇지 못한 경우가 많다. 가족과

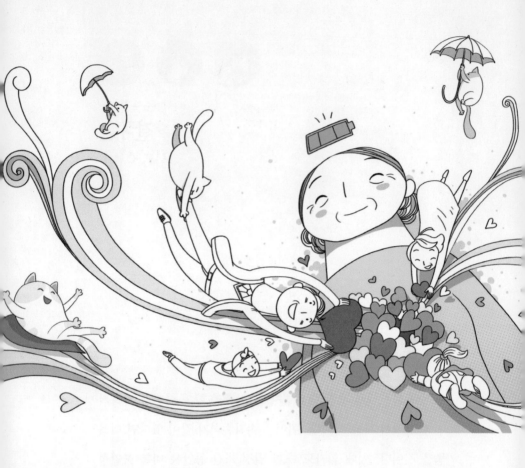

함께 하기 어려운 경우 일본에서처럼 노인들이 모여서 하나의
공동체를 이루거나, 또는 새로운 개념의 가족으로 사는 것도 하
나의 방법이다. 여기에 젊은이가 끼여 같이 산다면 더 좋을 것
이다. 물론 여러 가지 현실적인 한계가 있다.

제일 쉬운 방법은 혼자 지내게 두는 것보다 요양시설로 모
시는 것이다. 가족과 함께 사는 경우라도 돌봐줄 다른 가족이

없는 맞벌이 부부 같은 경우에는 낮 시간 동안 돌봐줄 시설이나 간병인이 필요하다. 간병인을 둘 수 없는 경우 낮에만 환자를 일정한 장소 모아 돌봐주는 데이케어를 생각할 수 있다. 다만 가벼운 치매의 경우라면 노인정에서도 부담스러워하고, 정부 지원 데이케어센터에서도 받아주지 않는 애매한 상황에 놓일 수 있다. 특히나 데이케어센터에는 치매 정도가 심한 분들이 대부분이라 초기 치매의 부모님을 그곳에 맡기는 것에 선뜻 마음이 내키지 않을 수도 있다.

치매 환자를 모시는 데 무엇보다 필요한 것은 기억 장애로 인한 여러 가지 문제와 이상 행동, 정신심리에 대한 충분한 이해와 환자에 대한 애정이 있어야 한다. 치매 환자는 불안하기 때문에 본인의 안전에 대한 끝임 없는 확인을 한다. 귀신이 잡아가는 꿈을 꾸거나 가족에게서 버림받는다는 두려움으로 항상 불안하고 초조해한다.

때로는 불안감으로 인해 자신에게 주의를 집중시키기 위한 이상 행동을 하기도 한다. 자식에 대한 집착을 보여 떨어지기 싫어하거나, 눈에 보이지 않으면 찾고 또 찾을 수도 있다. 기억 장애로 자꾸 잊어버리기는 하지만 가족이 당신을 버리지 않을 거라는 믿음을 주는 것이 중요하다. 또한 이상한 사람이 같이 가자고 하는 것은 단지 꿈일 뿐이라고 안심시켜주어야 한다.

매사 혼란스럽기 때문에 자신의 행동에 대한 비판에 매우 당황하고, 더욱더 혼란스러워한다. 옳은 일에 확신을 주어야 하지만, 잘못한 일이라도 야단치지 말아야 한다. 치매라도 어느 정도의 인지 기능이 남아 있으므로 능력에 맞는 역할을 주고, 감당할 수 있게 도와주어야 한다. 불완전하고 혼동되어 있어도 나름대로의 생각을 가능하면 연결 지을 수 있게 도와주어야 한다. 나름 타당한 이유가 있는 행동을 하는데 바보 취급을 하면, 전두엽 기능이 손상되어 있으므로 정상인보다 상처를 더 심하게 입는다.

혼자 내버려두거나 누워만 있으면 머리가 자극되지 않아 병이 더 빨리 진행된다. 남아 있는 능력을 사용하게 도와주면 혼동이 줄어든다. 복잡한 말이나 행동을 요구하면 더 혼란스러워지므로 능력에 맞게 단순한 요구를 해야 한다. 그렇지 않으면 오히려 혼란이 가중되고 스트레스가 될 수 있다.

치매 환자가 하는 비현실적인 이야기나 행동에 대한 이해가 필요하며, 그런 상황을 빨리 끝낼 수 있는 적절한 대응이 필요하다. 병이 진행되면 기억과 여러 가지 인지 기능이 점점 떨어지게 된다. 스스로 못하게 되는 식사, 배변, 세면, 목욕, 옷 입기 등의 일상생활을 도와주어야 한다.

물리적 환경도 신경 써야 하는데, 잘 넘어지고 다치기 쉬우므로 안전에 대한 관심을 많이 기울여야 한다. 방을 밝게 해주고, 모서리에 다치지 않게 처리해야 하고, 떨어져도 다치지 않을 정도로 낮은 침대로 바꾸고, 화장실에서 잘 넘어지므로 미끄럽지 않게 해야 한다. 양말도 항상 신고 있도록 하는 게 좋다.

사고로 다치는 것 외에도 집을 잃어버릴 수 있기 때문에 이름, 집, 주소, 전화번호 등의 팔찌 인식표도 달아주어야 한다. 또한 화재를 일으킬 위험성에 대비해 가스 잠금장치를 이중, 삼중으로 해두는 것이 좋다. 글씨가 큰 달력, 시계바늘이나 시계 추가 달린 벽시계를 걸어두는 등 눈에 보이는 환경에도 신경을 써야 한다.

신체적으로 안전하고, 정신적으로 안정된 환경을 만들어주는 것이 중요한다. 하지만 그보다 더 중요한 것은 치매 환자를 충분히 이해하고 사랑으로 대하는 것이다. 그것이 치매 환자에게 가장 편안한 환경을 제공하는 방법이다.

집으로 모시는 것이 환자에게는 더 이상 좋을 수 없다. 하지만 치매 환자를 모시는 가족들의 고통 분담은 상상 그 이상이 될 수 있다. 치매 환자를 모시기란 쉽지 않다. 처음에는 잠깐 동안 혼자 둘 수 있지만 시간이 지나면 하루 중 거의 대부분의 시간을 누군가는 환자에게 신경을 쓰고 있어야 하기 때문이다. 도우미의 도움을 받는 경우는 그나마 덜 힘들겠지만 그렇지 못한 대부분의 경우 하루 종일 치매 환자에게 매여 있는 주 간병인의 스트레스는 이루 말하기 힘들 정도이다. 무엇보다 주 간병인에 대한 시간적·경제적·정신적 고통 분담이 가능한 상황에서 모시는 것이 좋다. 또한 주 간병인은 이런 고통에 대한 실질적인 이해와 감당할 각오가 되어 있어야 한다. 단지 부모에 대한 의무감만으로 모시기에는 한계가 있고, 생각보다 빨리 지칠 수 있다. 이러한 여러 가지 현실적 문제를 고려해서 잘 검토하시고 잘 준비해서 모시기를 권한다.

치매 환자이신 장모님 상태가 많이 회복되었을 때 텔레비전에 출연한 적이 있다. 사실 녹화를 제대로 할 수 있을지 걱정을 많이 했지만, 오히려 어떻게 치매 할머니가 저렇게 말을 다 알아듣고 소통도 잘하는지 의아할 정도로 잘 해내셨다.

방송의 주제가 치매를 극복하는 '손뼉 치기'였는데, 마지막 질문으로 박수치는 것을 보여주며 "치매를 예방하려면 어떻게 해야 하지요?" 하고 묻자 장모님은 "몰라!" 하고 대답하셨다. 어쩔 수 없이 치매 환자인 표가 날 수밖에 없었지만 그래도 즐겁게 녹화를 마칠 수 있었다.

문제는 그다음에 발생했다. 아직 내 녹화분이 남아 있어 아들이 먼저 장모님을 모시고 귀가해야 했다. 평소 좋아하시던 평양냉면집으로 모시고 가서 식사를 하고 집으로 돌아왔는데, "오늘 이상한 남자가 나를 끌고 다니는데 무서워서 혼났다"고 하셨다. 외손자를 몰라본 것이다.

나한테도 아저씨라고 하고, 모든 게 다시 뒤죽박죽이 되어버렸다. 그러고는 딸을 제외한 모든 사람에게 존댓말을 쓰기 시작했다. 지갑의 돈을 세고 또 세며 밤새 주무시지 않는 일도 다시 시작되었다. 하지만 우리 가족 누구도 장모님한테 뭐라고 하거나 자신을 못 알아본다고 서운해 하지 않았다.

일주일쯤 지나자 회복되는 징조가 보이며 더 이상 존댓말을 쓰지 않으셨다. 상대를 정확히 인식한다는 증거다. 혼란스러움이 가실 때까지 도중에 화를 내거나 야단을 치거나 서운한 내색을 하지 않고 어린아이가 바르게 행동하면 칭찬해주듯이 칭찬을 곁들여 나름의 판단력이 돌아오도록 도와주며 기다렸다.

물론 잘못된 행동은 하나씩 반복적으로 교육을 시킨다. 반드시 안정된 상태일 때에, 환자의 감정을 헤쳐 환자가 교육의 본질을 못 보고 감정에 빠지지 않도록 조심스레 시도한다.

처음에 장모님은 틈만 나면 설거지를 했다. 깨끗하게 제대로 하지 못하시니 장모님이 설거지를 하고 나면 먼저 해둔 그릇들과 섞여서 전부 다 다시 닦아야 했다. 설거지를 못하도록 집중적이고 반복적으로 설득한 결과, 교육이 되어 이제는 설거지를 하지 않으신다.

눈높이를 맞추면서 지켜봐주고, 필요한 경우 반복적인 교육을 통해 생각과 행동을 교정하는 것이 좋다. 쉽게 흥분하고 쉽게 짜증내고 지속하기 어렵고 자꾸 잊어 버려도 필요한 교육은 해야 한다. 어린아이 대하듯 상처받지 않게 천천히 사랑으로 교육하다 보면 시간이 걸리더라도 환자 본인과 가족 모두 평안해질 수 있다. 치매 환자를 대할 때 가장 필요한 것은 어차피 못 알아들을 거라는 생각과 포기가 아니라, 참고 기다려줄 수 있는 인내와 끊임없는 사랑이다. 아무리 인지 능력이 떨어지는 치매 환자라 해도 결국 사랑은 통한다.

예쁜 치매를
지켜라

:
:
:

장모님이 치매 진단을 받으신 건 꽤 오래전의 일이다. 낯선 사람으로부터 "할머니가 집을 못 찾아 헤매고 계신다"는 연락을 받은 뒤 모 대학병원에서 치매 초기로 진단받고 약을 드시면서 그럭저럭 혼자서 지내오셨다. 치매로 진단 받기 3년 전부터는 지하철에서 목적지를 찾지 못해 헤맨 적도 있었고, 깜빡거리는 증상이 심해 노인정에서 치매 아니냐는 이야기를 들을 때마다 자존심 상해하셨다. 사건이 일어난 시점에는 집을 제대로 못 찾아 경비 분들이나 이웃의 도움으로 집을 찾은 적도 여러 번 있었다고 한다.

어쨌든 초기 치매였지만 노인정에도 계속 다니시고, 할머니들과 단체로 보건소에 혈압약을 타러 다니시기도 해서 크게 신경 쓸 일이 없었다. 치매 치료약을 타러 대학병원에 갈 능력은 없어 외손자가 모시고 다녔다. 이렇게 3년 반이 조금 지난 2012년 초봄에 혼자서는 독립생활이 불가능할 정도로 치매가 악화되어 장모님을 우리 집으로 모셨다. 음식도 제대로 챙겨 드시지 못하고, 약도 수북이 쌓여 있고, 화단의 나무는 모두 말라 죽어 있고, 여기저기에 쓰레기가 쌓여 있었다. 대화를 해보니 친손자도 몰라보고 심지어 딸도 몰라보고 사위만 겨우 알아보았다. 그 즉시 장모님을 집으로 모셨다.

처음에는 밤마다 안 주무시고 동전을 세고 또 세느라 밤잠을 설쳤고, 주무시는 날에도 이상한 괴성을 질러서 가보면 초점 없는 눈으로 손을 허공에 내저으며 이상한 소리를 지르곤 하셨다. 잠에서 깨고 정신이 돌아왔을 때 여쭤보니 이상한 남자가 같이 가자고 해서 무서워 혼났다며 어쩔 줄 몰라 하셨다.

때때로 방문을 열어 보면 소변을 실수하셨는지 이상한 냄새가 나기도 했다. 정신이 조금 들면 당신 집으로 가겠다며 성화를 부리셨다. 낯선 환경에 놓인 장모님이 안정감을 느끼실 수 있게 해드려야 했다. 말라죽지 않은 화분을 옮겨오고 좋아하던 물건들을 챙겨 오면서 장모님의 마음을 달랬다. 규칙적인 식사와 가족과의 대화로 장모님을 안정시키고, 치매약과 한약으로 정성껏 치료하기 시작했다. 다행히 차츰 좋아지기 시작했다.

건강보험공단에 치매등급 신청을 했는데, 조사 나온 사람들 앞에서 주소와 날짜 등 온갖 질문에 뽐내듯이 대답하는 바람에 조사관들이 "할머니처럼 똑똑한 사람이 왜 치매 등급을 받으려 하느냐?"면서 돌아가는 웃지 못할 상황이 벌어지기도 했다. 한 편으로는 기쁘기도 했지만 마땅히 낮에 돌봐 드릴 곳이 없어 고민이 커졌다. 결국 장모님을 도와드릴 도우미의 도움을 받을 수밖에 없었다.

차츰 상태가 좋아지면서 도우미 아주머니의 도움을 받으며 이사 오기 전에 동네 노인정 할머니들과 다니던 노인대학도 졸업할 수 있었다. 졸업 이후에는 가까운 우리 동네 노인정에 다니시면서 동네 할머니들과 친분을 쌓아갔다. 노인정에 잘 다녀 예쁘다고 아내가 예쁜 신발을 사 드렸는데, 마침 노인정에 똑같은 신발을 신고 오신 할머니가 신발을 바꿔 신고 가는 일이 생겼다. 그 이후 장모님은 또 신발이 바뀔까봐 신발장 높은 곳에 신발을 올려놓으셨다.

이 노인정은 화장실이 바깥에 있어서 용무를 보려면 신발을 신고 나가야 하는데, 그해 늦가을 장모님이 신발을 내리려다 그만 미끄러져 넘어지는 바람에 골반에 복합골절이 생기고 말았다. 다행히 수술은 잘 되었지만, 입원과 수술로 섬망이 생기고 치매가 많이 악화된 상태로 요양병원에서 재활치료를 받으셔야 했다.

약 2개월 만에 집으로 돌아오신 장모님은 이전보다 치매 상태가 많이 악화되어 있었다. 입원했던 병원에서 치매약과 혈압약을 처방받아 드셨고, 한약은 병원 몰래 눈치껏 드시게 해드렸다. 퇴원 후 석사 출신의 중국 교포 도우미 아주머니가 장모님과 함께 지내며 간병인 역할을 하게 되었다. 약이 떨어져서 본래 치매 처방을 받았던 병원에 외손자를 보냈으나 본인이 오지 않으면 약을 보험으로 처방할 수 없다고 하여 이때부터 양약을 중지하고 한약만 썼다.

해가 바뀌었고 노련한 아주머니의 헌신적인 보살핌과 한약 복용으로 장모님의 상태는 다시 호전되었다. 여름이 되면서 교포아주머니가 떠나고 밤에는 혼자서 잘 주무셔서 낮에만 돌봐주는 도우미 아주머니가 오셨다. 상태가 점점 호전되어 아파트 산책도 하시고 텔레비전에도 출연하셨다.

더할 나위 없이 잘 지내시던 장모님은 손자가 쓰는 바깥 화장실을 청소하려고 들어가다가 미끄러져 넘어지면서 반대편 고관절에 골절을 당하셨다. 수술하신 지 꼭 1년 만의 일이었다. 다시 수술을 받고 일주일 만에 퇴원한 후 집 가까운 요양병원에 입원하셨다.

이번에는 전신마취를 받아 섬망이 심했고 회복도 느렸다. 재활치료 받는 것은 엄두도 못 내고 지나는 사이 해가 바뀌었고 아직 섬망이 없어지지 않은 상태에서 바이러스성 장염으로 탈수가 생기고, 코에서 원인 불명의 출혈이 있어 수면내시경도 받고 수혈도 받고, 무릎에는 고질병이던 물이 차고 독감까지 앓는 바람에 두 달 동안 재활치료는커녕 병원에서 쫓겨나지는 않을까 걱정이었다. 재활치료를 오랫동안 받지 못해 걷지도 못하고 일어서지도 못하고 재대로 앉아서 식사도 못해 간병인들이 밥을 떠먹여 주고 대소변은 받아내고 있었다.

치매 상태도 나빠져서 앞 침상의 할머니를 가리키며 "저 할아버지가 누구냐?"고 묻고, 이번에는 딸은 알아보는데 사위는 몰라보았다. 치매가 다시 중기 이상으로 악화되었다. 제대로 회복이 되지 않고 밤에 잠을 자지 않고 말썽을 부려 결국 지난봄에 쫓겨나다시피 해서 집으로 다시 모셔왔다.

처음 집으로 모셔왔을 때보다 더 심하게 잠을 설치고 소리를 질러 다시 간병인을 구하고 많은 양의 수면제에 의존하며 지내셔야 했다. 대소변도 받아내고 음식도 떠먹여드려야 했지만 다행히 차츰 안정되어 갔다. 여름에 접어들 무렵, 사고 이전만은 못하지만 다행히 사람도 알아보시고 대소변을 가리려는 의지도 생기셨다.

장모님이 조금씩 회복되면서 지내실 만한 곳을 찾아보았다. 집에 모시는 것도 중요하지만 식구들이 다 밤늦게 귀가하니 하루 종일 간병인하고만 있는 지내는 것도 문제인 것 같아서다.

다행히 적당한 곳을 찾았다. 여섯 명의 할머니를 돌봐주는 곳인데, 규모가 큰 요양원은 아니고 가정집이다. 말하자면 작은 요양원인 셈이다.

매주 찾아뵙지만 기억력이 많이 나빠져서 우리가 다녀간 사실을 기억하지 못하신다. 일주일에 두 번은 대학병원으로 재활치료를 받으러 다니는데 외손자가 모시고 다니는 것도 모르신

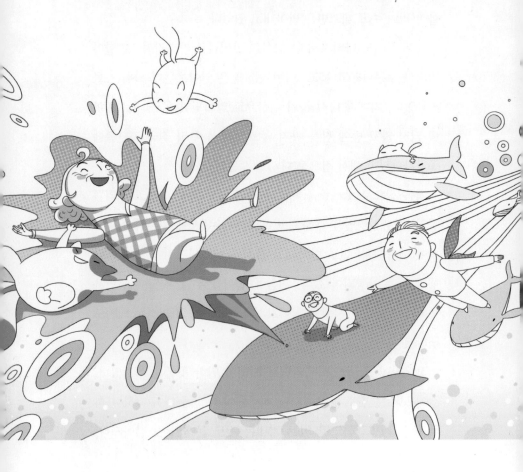

다. 그래도 대부분의 다른 기능들은 좋아져서 부축을 받긴 하지만 화장실도 걸어서 가시고 보행기를 잡고 혼자 걸어 다니기도 하신다.

장모님은 노래도 잘 부르고 농담도 잘 하셔서 할머니들 사이에서 인기가 좋다. "싸우지 말고 살아라." "돈이 많은 것보다 둘이 사이좋게 지내는 것이 더 좋다"고 충고도 하신다. 장모님의 예쁜 치매는 계속되고 있다.

치매 환자를 한 가정이 감당하기에는 너무나 힘든 일이다. 다소 늦은 감은 있지만 다행히 치매를 비롯해 장기요양이 필요한 환자를 개인이나 한 가정의 문제가 아닌 사회적·국가적인 문제로 인식하게 되면서 새로운 제도가 생겼다.

2013년 7월 노인장기요양보험제도의 시행으로 그간 저소득층을 대상으로 공적부조사업의 개념으로 제공되던 요양사업이 소득과 관계없이 요양이 필요한 모든 환자에 대한 국가적 차원의 지원 사업으로 바뀌었다. 신체적 장애가 심한 환자나 치매 환자로 독립적으로 일상생활을 수행하기 곤란한 경우 등급판정을 신청할 수 있다. 장기요양인정 신청은 소속 시, 군, 구 국민건강보험공단 지사를 방문하여 신청할 수 있다.

신청을 하면 해당 기관에서 방문 조사를 나온다. 장기요양인정조사표에 의한 54개 요양인정 항목과 특기사항을 조사하여 조사결과에 따른 1차 판정으로 타당성이 있으면 고유번호가 발급된다. 의뢰 받은 의사나 한의사는 고유번호를 확인하고 진단 후 서면이나 인터넷으로 의사소견서를 발부한다. 1차 판정과 의사소견서를 바탕으로 등급판정위원회에서 최종 판정을 내린다.

장기요양인정 1~3등급과 등급 외 판정으로 치매특별등급을 받아도 국가보조금에 의해 여러 가지 의료서비스를 선택하여 받을 수 있다. 서비스 내용은 재가급여(본인부담 15%)와 시설급여(본인부담 20%)로 구분된다. 재가급여는 방문요양(요양보호사가 가정을 방문하여 신체활동과 가사지원 등을 하는 것), 방문목욕(목욕설비를 가지고 방문하여 목욕서비스를 하는 것), 방문간호(의료인, 주로 간호사가 방문하여 진료보조, 요양상담, 간단한 치료를 제공하는 것) 이외에 주야간보호, 단기보호도 재가급여에 포함된다. 시설급여는 노인요양시설, 노인요양공동생활가정이 있으며 도서, 벽지 지역으로 요양시설이 부족해 가족의 보호를 받아야 할 경우 지원되는 특별현금급여도 있다.

장기요양등급 1등급은 완전한 와상 상태로 하루 종일 누워서 지내거나 중증치매환자로 일상생활의 거의 모든 것에 도움이 필요한 경우이다. 장기요양점수가 96점 이상이며, 세면, 화장실 이용, 식사, 목욕하기, 옷 입기, 체위 변경, 일어나 앉기, 보행 및 걷기 등 일상생활능력에서 6개 이상 부분이 완전 보조가 필요한 경우이다. 2등급은 장기요양점수 76점에서 95점으로,

주로 침대 생활을 하지만 가끔 휠체어를 사용할 수 있는 정도의 준와상 상태와 진행된 치매 환자로 일상생활능력 5개 이상에서 부분 보조가 필요한 경우이다. 3등급은 치매 환자와 일상생활능력에서 세수나 옷 입기 등 다른 사람의 부분적 도움이 필요한 경우로, 장기요양점수가 61점에서 75점 사이이다.

치매 환자는 특별히 4등급(51점 이상 60점) 중 53점 이상까지는 3등급에 포함되어 있었지만, 2013년 7월부터 51점으로 확대 실시하다 2014년 7월부터는 45점 이상 50점 사이의 5등급 치매 환자까지도 치매특별등급으로 인정되어 노인장기요양서비스를 받게 되었다. 치매특별등급 수급자가 되면 월 본인부담 15퍼센트로 766,600원 한도 내에서 보조를 받으며 초과 비용은 전액 본인 부담이다. 기초수급자는 보조금 범위 내 전액 면제이며 차상위 계층의 경우 10만 원 범위 내의 감면 혜택이 있다.

치매특별등급제도로 혜택을 받을 수 있는 치매 환자가 늘어나긴 했지만 객관적 경도인지장애와 치매 초기 일부 환자는 혜택을 받기 어려울 수 있다. 여전히 치매 초기의 예쁜 치매 환자가 갈 곳은 명확하지 않다.

치매는 예방이 중요하다, 예방이 되지 않아 발병했어도 늦게 진행되게 하려는 노력이 중요하다. 지금은 국가적 지원의 초점이 예방으로 옮겨가는 시점이기도 하다. 좀 더 구체적인 관심과 지원이 있기를 기대해본다.

물론 상당히 병이 진행된 상태의 환자에게 더 많은 지원이 있어야 하는 것은 당연하다. 하지만 초기의 예쁜 치매 환자가 더 이상 진행되지 않고 현재의 상태를 유지하거나 호전될 수 있도록 지원하는 프로그램이나 제도가 반드시 보강되어야 한다.

최근 지자체별로 70세 이상 노인을 대상으로 하는 연 2회 무료 치매 검사를 해주는 곳도 새로이 생겨나고 있다. 이처럼 치매 조기 발견에 대한 적극적인 노력과 더불어 일반인을 대상으로 하는 적극적인 치매 예방 교육이나 프로그램 지원도 필요하다는 생각이다. 이것이 백세시대에 필요한 사회복지이며, 이로 인해 사회적 비용을 절감하는 효과도 기대할 수 있을 것이다.

알아야 답을 줄 수 있습니다

대단한 천재로 알려진 분이며 주어진 축복을 여러 사람을 위해 아낌없이 내드리는 분께 오랫동안 좋은 일 하시라고 존경의 마음을 담아 치매 예방약을 지어드렸습니다. 그분은 백발의 머리가 트레이드마크인데, 모임에서 뵈니 약 드신 지 20일 뒤부터 머리가 까맣게 난다는 것이었습니다. 머리 손질을 하다가 발견하셨다는군요. 흰 머리카락이 떨어져야 하는데 까만 머리가 떨어져서 깜짝 놀라 자세히 보니 까만 머리가 나더라는 겁니다. 놀랍고 반가워서 사진을 찍었고 그 이후 40일쯤 되어서는 직접 사진을 찍어서 보내주셨습니다.

알아야 답을 줄 수 있습니다. 즉 해결책이나 치료법을 제시할 수 있겠지요. 아는 것은 인식입니다. 명확한 근거를 바탕으로 하는 정확한 과학적 인식과 경험이나 직관에서 생기는 그럴싸한 추정적인 인식도 있습니다. 인간은 처음에는 경험에 의존하여 인식하였습니다. 세월이 흐르면서 과학이 생겼습니다. 과학적 인식은 시작장애인이 눈을 뜬 것과 같습니다. 실체가 보이기 시작한 것이지요. 눈으로 보는 것은 엄청난 인식의 발전을 가져 다줍니다.

과학이 발달하면서 이렇게 보이는 시력이 조금씩 좋아지기 시작했습니다. 신체의 내부나 머릿속도 보이기 시작합니다. 보면 확신이 생기고 보이지 않는 내용을 이야기하면 틀렸다고 하기 쉽습니다. 여기서 인식의 한계와 인식의 저편이 생깁니다. 눈에 보이는 것이 대단하지만 전부는 아닙니다. 가령 신의 시력이 1.5라고 가정한다면 지금 현재 과학의 눈은 0.1 또는 그 이하의 시력일 수도 있습니다. 0.1의 시력으로 보이지 않는 실존에 대한 인식은 또 다시 시각장애인의 경험적인 인식이나 직관이 필요할 수도 있습니다.

치매와 같은 난치병은 0.1의 시력으로는 볼 수 없는 부분이 있습니다. 이런 실존을 인식하는 데는 시각장애인의 인식법이 필요합니다. 과학적 인식은 지식이고 추정적인 인식은 지혜입니다. 지혜가 없는 지식은 상상력이나 포용력이 부족하고 지식이 없는 지혜는 우물 안의 개구리처럼 시야가 좁거나 인식의 그

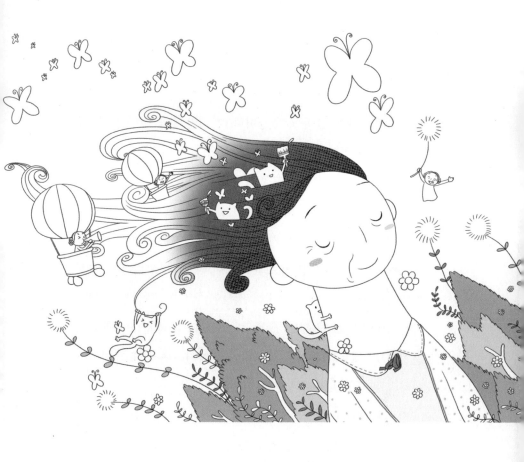

릇이 작을 수밖에 없습니다. 현대의학은 지식을 기반으로 하고, 한의학은 지혜를 기반으로 합니다. 의학적 지식과 한의학적 지혜를 결합하여 치매의 인식 저편에 대한 추정적인 사고로 접근하면 새로운 길이 보이기도 합니다.

이렇게 아는 것이 눈을 뜨고 정확하게만 바라보아 왔던 사고로는 어설프게 보일 수도 있습니다. 하지만 길을 전혀 볼 수 없을 때는 지팡이가 대안이 될 수도 있습니다. 이것도 아는 것이며 답을 주는 방법이 되기도 합니다.

한약의 치료 목표는 뇌세포의 재활과 뇌세포의 체력 증진입니다. 뇌세포는 살아 있는 세포와 죽어 사라진 세포로만 구분하지 않습니다. 살아 있는 세포의 활력이 다양하다고 추정합니다. 치매 환자가 어떤 날은 완전히 정상인처럼 보일 때도 또 어떤 날은 형편없어 보일 때도 있습니다. 세포의 활력이 다양하기 때문이지요. 세포의 활력이나 체력이 좋아진다면 치매 환자뿐만 아니라 예방을 위해 사용할 수 있습니다.

많은 사람들이 예방을 위해 치매 한약을 드셨습니다. 복약하면서 느낀 증상으로, '피곤하지 않다' '머리가 가벼워졌다' '두통이 사라졌다' '기억력이 좋아졌다' '눈이 잘 보인다' '귀가 밝아졌다' '오래된 신경통이 사라졌다' '성욕이 살아났다' 등이 있습니다. 모두 뇌 기능이 좋아진 증상입니다. 이런 증상 호전은 0.1 시력의 검사에 나타나지 않으므로 검사상 좋아진 증거를 보여줄 수 없습니다. 하지만 이런 증상 호전 이외에도 머리카락이 검게 되거나 새로운 머리카락이 나거나 머리카락이 굵어졌다는 객관적인 징후를 보이는 사람들도 많이 있습니다.

한의학에 신유기능계腎類機能系라는 신장腎臟과 유사한 기능을 가진 계통이 있으며 이를 줄여서 신腎이라 합니다. 신장, 방광, 성기 등의 비뇨생식기와 뇌, 머리카락, 골수, 내분비기관 등이 신에 속하며 이들은 기능적으로 같다고 봅니다. 뇌를 좋게 하면 피곤함이 덜 하고, 두통이나 머리가 무거운 것이 사라지고 기억력이 좋아지고 성욕이 살아나고 눈이 잘 보이거나 귀가 잘 들리는 증상 이외에도 머리카락이 까맣게 살아날 수 있습니다.

역으로 머리카락이 까맣게 되는 것은 뇌가 좋아지고 있다는 징후로 볼 수 있습니다. 이렇게 뇌가 좋아진다면 치매 치료뿐만 아니라 예방을 위해서도 빨리 시작하는 것이 좋겠지요.

Kim's Family Clinic

킴스패밀리의원·킴스패밀리한의원
김철수 뇌건강 연구소
치매 예방·치료

치매상담 cmass77@naver.com
홈페이지 www.kimsfamilyclinic.com
블로그 http://blog.naver.com/kimsfamily25
T.02_403_0052

주요 활동

2016.10~현재	이코노미조선 'CEO의 뇌 건강' 연재 중
2016.6~현재	시사저널 '김철수원장의 건강Q&A' '김철수의 진료톡톡' 연재 중
2017.8.16	〈좋은아침_수요일N스타일〉 5145회 '당신의 뇌가 늙어가고 있다, 치매'
2017.4.21	이데일리TV 〈건강아이콘 36.5〉 388회
2017.3.9	MBC 〈생방송 오늘아침〉 2701회
2017.2.28	AK백화점 '치매! 이길 수 있다' 강연
2016.11.18	이데일리TV 〈건강아이콘 36.5〉 368회
2016.10.26	복지TV 뉴스 〈건강해지는 팁-치매〉
2016.10.25	MBC 〈생방송 오늘아침〉 2606회
2016.10.20	SKY TV 〈IN&OUT〉 6회
2016.10.15	MBC 〈TV특강〉 528회 '치매, 이길 수 있다'
2016.6.2	KBS1 〈특집다큐〉 '우리가 모르는 병원이야기'
2016.06~	시사저널 '김철수원장의 건강Q&A 연재 중
2016.5.1	MBN 〈활기찬 주말 해피라이프〉 6회
2016.4.26	KBS2 〈건강혁명〉 2회 '건강식품대사전-식물성 단백질의 왕 두부'
2016.2.19	이데일리TV 〈건강아이콘 36.5〉 301회
2016.2.15	SBS 〈좋은아침〉 4789회 '100세시대 예약된 손님, 치매'
2016.1.11	KBS1 뉴스 〈가애란의 알약톡톡2〉 '건망증 심하면 치매 가능성 4.5배'
2015~2016	헬스조선 〈의사가 쓰는 메디컬 리포트〉 칼럼 연재
2015.10.03	TV조선 〈다큐스페셜〉 '대한민국 병원사용설명서'
2015.3.8	JTBC 〈이영돈PD가 간다〉
2015.3.5~12	강원MBC 〈생방송 강원365〉 1~4부작
2015.2.5	MBN 뉴스 '동네병원의 새 길'
2015.1.22	매일경제 '힘든 동네병원, 사랑방 병원에 길있다' 기사
2015.1.15	MBC 〈생방송 오늘아침〉 2165회 '치매 예방 밥상'
2015.1.1	EBS 〈신년특별기획〉 '2015 대한민국 교육을 말한다'
2014.12.1	채널A 〈아침경제 골든타임〉 '디지털 치매'
2014.10.2	SBS 〈좋은아침〉 4455회 '머리가 좋아지는 음식'
2014.9.26	대구MBC 〈TV메디컬 약손〉 '예쁜 치매 만들기'
2014.9.21	채널A 〈아침경제 골든타임〉 '예쁜 치매로 대비하는 100세인생'
2014.9.19	MBC 〈TV특강〉 427회 '치매, 이길 수 있다'
2014.8.28	TV조선 〈내 몸 사용 설명서〉 13회 '박수치기 건강법'
2014.7.13	MBN 〈천기누설〉 110회 '당뇨밥상&줄기채소'
2014.6.21	KBS1 라디오 〈김홍성의 생방송 정보쇼〉 '장모님의 예쁜 치매'
2014.6.13	채널예스 〈7문 7답〉 '100세 시대, 치매도 이길 수 있다' 인터뷰
2014.5.29	TBS 교통방송 〈이홍렬의 라디오쇼〉
2014.5.22	CBS 라디오 〈송정훈의 웰빙다이어리〉 '클리닉 밖의 의사들'
2014~2015	프리미엄조선 '동네병원의사 김철수의 예쁜 치매 상담실' 연재
2014.2.18	OUN 방송대학TV 〈테마특강〉 '100세시대 헬스케어'

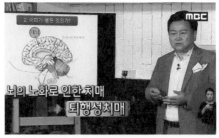

김철수

킴스패밀리 의원 · 한의원 원장
의사 · 한의사, 가정의학과 전문의
연세대 의대, 경희대 한의대 졸업

TV조선 병원사용설명서
다큐스페셜

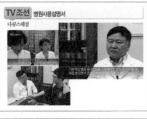

JTBC TV 이영돈 PD가 간다
매일 정혼하는 남자_특별한 사랑과 희망 속으로 갑니다

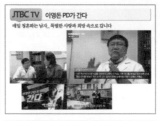

강원 영동 MBC 생방송 강원 365
산골 작가와 서울 의사의 만남
1~4부작

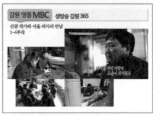

MBC TV 생방송 오늘 아침 '닥터의 밥상'
뇌를 튼튼하게! 치매예방 밥상

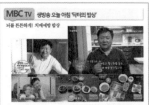

EBS TV 광복70년 교육70년
2015 대한민국 교육을 말한다

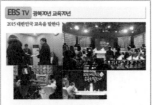

SBS TV 좋은 아침
뇌 건강을 위한 브레인 푸드

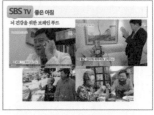

대구MBC 메디컬 TV약손
치매를 디자인하라, 어떤 치매의 모든 것

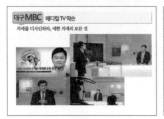

채널A 골든타임
어떤 치매로 대비하는 100세 인생_치매 올바른 예방법은?

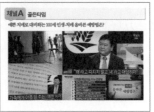

MBC TV특강
치매, 이길 수 있다!

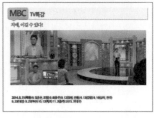

2014.8.31(목)방송 잇강연, 프로강연9.6(토)연기9.12(토)연9월, 인터넷9.대강화9.9.18(목)재, 연9
9.23(토)방송9.25(화)야95.13(목)화11.시흥금토2015.대강화

TV조선 내몸사용설명서
치매를 예방하는 박수

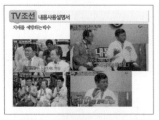

MBN TV 천기누설
기적을 부르는 당뇨 밥상

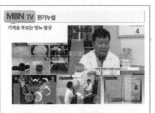

OUN 방송대학 TV 테마특강
100세 시대 헬스케어

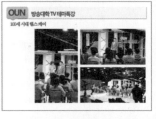

강연회
· 기획재정부 미래사회전략국
· 한국전력공사 서부발전소
· 한국사회복지 미래경영협의회
· 삼림케어센터
· 서울에스토리관
· 교보문고 잠실점 5~7월 강좌

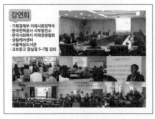

라디오 방송
· CBS 송정훈의 헬티다이어리
· TBS 이종임의 라디오요리
· KBS 김용성의 생방송정보쇼

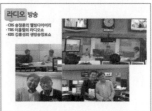

언론 보도
· 스포츠동아 인터뷰
· 여성동아 인터뷰
· 방송동게 사보 기고
· 헤일메스 인터뷰
· 헬스조선 칼럼 기고
· 연합뉴스 인터뷰

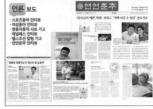

나는 치매랑 친구로 산다

1판 1쇄 발행 | 2015년 12월 15일
1판 5쇄 발행 | 2017년 9월 15일

지은이 | 김철수

펴낸이 | 최명애
펴낸곳 | 공감

등 록 | 1991년 1월 22일 제21-223호
주 소 | 서울시 송파구 마천로 113
전 화 | (02)448-9661 **팩스** | (02)448-9663
홈페이지 | www.kunna.co.kr
E-mail | kunnabooks@naver.com

ISBN 978-89-6065-302-3 13510